Manual de Condutas e Práticas Fisioterapêuticas em Onco-Hematologia da ABFO

Manual de Condutas e Práticas Fisioterapêuticas em Onco-Hematologia da ABFO

Paula Camilla Tonini
Ana Paula Oliveira Santos
Andrea Cristina Gobus Becker
Camila Reinbold Rezende
Erika Cavalheiro Skupien
Helenayra Gizelle Peixoto Muniz dos Santos

COORDENADORAS
Paula Camilla Tonini
Ana Paula Oliveira Santos

REVISORA
Marcia Helena Monteiro de Mello

EDITORA
Samantha Karlla Lopes de Almeida Rizzi

Thieme
Rio de Janeiro • Stuttgart • New York • Delhi

Dados Internacionais de Catalogação na Publicação (CIP)

T665m

Tonini, Paula Camilla
Manual de Condutas e Práticas Fisioterapêuticas em Onco-Hematologia da ABFO / Paula Camilla Tonini; Ana Paula Oliveira Santos; Andrea Cristina Gobus Becker; Camila Reinbold Rezende; Erika Cavalheiro Skupien & Helenayra Gizelle Peixoto Muniz dos Santos. – 1. Ed. – Rio de Janeiro – RJ: Thieme Revinter Publicações, 2019.

128 p.: il; 14 x 21 cm.
Inclui Índice Remissivo e Bibliografia
ISBN 978-85-5465-191-6

1. Fisioterapia. 2. Hematologia. 3. Oncologia. I. Santos, Ana Paula Oliveira. II. Becker, Andrea Cristina Gobus. III. Rezende, Camila Reinbold. IV. Skupien, Erika Cavalheiro. V. Santos, Helenayra Gizelle Peixoto Muniz dos. VI. Título.

CDD: 616.15
CDU: 616.15

Contato com as autoras:
PAULA CAMILA TONINI
pcamilla2@yahoo.com.br
ANA PAULA OLIVEIRA SANTOS
anafisio84@gmail.com

Nota: O conhecimento médico está em constante evolução. À medida que a pesquisa e a experiência clínica ampliam o nosso saber, pode ser necessário alterar os métodos de tratamento e medicação. Os autores e editores deste material consultaram fontes tidas como confiáveis, a fim de fornecer informações completas e de acordo com os padrões aceitos no momento da publicação. No entanto, em vista da possibilidade de erro humano por parte dos autores, dos editores ou da casa editorial que traz à luz este trabalho, ou ainda de alterações no conhecimento médico, nem os autores, nem os editores, nem a casa editorial, nem qualquer outra parte que se tenha envolvido na elaboração deste material garantem que as informações aqui contidas sejam totalmente precisas ou completas; tampouco se responsabilizam por quaisquer erros ou omissões ou pelos resultados obtidos em consequência do uso de tais informações. É aconselhável que os leitores confirmem em outras fontes as informações aqui contidas. Sugere-se, por exemplo, que verifiquem a bula de cada medicamento que pretendam administrar, a fim de certificar-se de que as informações contidas nesta publicação são precisas e de que não houve mudanças na dose recomendada ou nas contraindicações. Esta recomendação é especialmente importante no caso de medicamentos novos ou pouco utilizados. Alguns dos nomes de produtos, patentes e design a que nos referimos neste livro são, na verdade, marcas registradas ou nomes protegidos pela legislação referente à propriedade intelectual, ainda que nem sempre o texto faça menção específica a esse fato. Portanto, a ocorrência de um nome sem a designação de sua propriedade não deve ser interpretada como uma indicação, por parte da editora, de que ele se encontra em domínio público.

© 2019 Thieme
Todos os direitos reservados.
Rua do Matoso, 170, Tijuca
20270-135, Rio de Janeiro – RJ, Brasil
http://www.ThiemeRevinter.com.br

Thieme Medical Publishers
http://www.thieme.com

Capa: Thieme Revinter Publicações Ltda.

Impresso no Brasil por Zit Editora e Gráfica Ltda.
5 4 3 2 1
ISBN 978-85-5465-191-6

Todos os direitos reservados. Nenhuma parte desta publicação poderá ser reproduzida ou transmitida por nenhum meio, impresso, eletrônico ou mecânico, incluindo fotocópia, gravação ou qualquer outro tipo de sistema de armazenamento e transmissão de informação, sem prévia autorização por escrito.

DEDICATÓRIA

Dedicamos este Manual aos nossos queridos pacientes e seus familiares que, em momentos tão difíceis e urgentes, confiam suas vidas em nossas mãos para que possamos auxiliá-los na reabilitação e retomada à vida da maneira mais independente possível. Ainda dedicamos este material aos nossos colegas de profissão, para que possamos ajudá-los a compreender parte desta área tão específica da Fisioterapia em Oncologia.

AGRADECIMENTOS

Agradecemos às nossas famílias pelo apoio e compreensão por todo tempo que nos dedicamos a este Manual, para que ele pudesse ser realizado. Pelo tempo de estudo, por nossa formação e pelas longas reuniões *on-line*.

Agradecimentos especiais aos nossos pacientes e seus familiares, que sempre confiaram em nós. Obrigada, ainda, a todos aqueles profissionais das equipes multiprofissionais das quais fizemos parte e que nos ajudaram sempre a solucionar dúvidas e a dividir nossas angústias e incertezas quando estávamos frente às dificuldades dos pacientes.

Obrigada à ABFO (Associação Brasileira de Fisioterapia em Oncologia) pela iniciativa em disseminar o conhecimento.

Nossos mais sinceros agradecimentos a Nair Paim e Samantha Rizzi pelas diversas revisões e orientações tão importantes para a concretização deste Manual.

APRESENTAÇÃO

A imagem associada ao câncer é, muitas vezes, relacionada com lesões sólidas, vascularizadas e localizadas em uma região específica do organismo. Entretanto, qualquer célula e/ou tecido pode sofrer alterações estruturais e genéticas, levando a uma proliferação desordenada das células com potencial de malignidade, como as constituintes do sangue e do sistema imune.

Existem diversas doenças classificadas como onco-hematológicas, sendo as principais: leucemias – tipo que tem início na medula óssea; linfomas – que se originam no sistema linfático e se dividem entre Hodgkin e não Hodgkin; e mieloma múltiplo, desenvolvido a partir dos plasmócitos.

Há grandes diferenças entre os tumores sólidos e os hematológicos, tanto como as manifestações clínicas apresentadas pelos pacientes quanto ao tratamento de escolha. Nas doenças onco-hematológicas, os sintomas são inespecíficos e muito comumente confundidos com outras afecções, como a presença de linfonodos indolores, anemia, febre, sudorese noturna e perda de peso.

Dentre as neoplasias hematológicas mais incidentes no Brasil estão leucemia, linfoma de Hodgkin e não Hodgkin. De acordo com o Instituto Nacional do Câncer (INCA), a estimativa foi de que, em 2018, mais de 10,8 mil novos casos de cânceres hematológicos seriam diagnosticados.

O Manual de Condutas e Práticas de Fisioterapia aplicada à Onco-hematologia destina-se a fazer uma apresentação sucinta das principais doenças onco-hematológicas, bem como seus tratamentos de escolha e as principais complicações clínicas que poderão estar presentes ao longo do tratamento.

APRESENTAÇÃO

Este Manual foi elaborado para servir como um guia prático para o dia a dia do fisioterapeuta, tornando-se uma ferramenta rápida e útil para direcionar suas condutas frente às situações mais comumente presentes no tratamento antineoplásico das doenças malignas hematológicas.

Apresentamos, de forma clara e objetiva, os temas de maior destaque no tratamento oncológico dos pacientes com as doenças hematológicas. Nós, autoras, esperamos que este Manual desperte o interesse de buscar ainda mais conhecimento na onco-hematologia e ajude a direcionar uma assistência fisioterapêutica de maior qualidade para os pacientes com doenças onco-hematológicas.

Paula Camilla Tonini

COLABORADORES

ANA PAULA OLIVEIRA SANTOS
Fisioterapeuta pela Prefeitura Municipal de São Paulo
Pós-Graduada em Fisioterapia em Oncologia pela A. C. Camargo Cancer Center, SP
Especialista em Fisioterapia em Oncologia pelo COFFITO/ABFO
Coordenadora do Comitê de Fisioterapia da Associação Brasileira de Linfoma e Leucemia (ABRALE)
Mestranda em Mastologia pela Universidade Federal de São Paulo (UNIFESP)

ANDREA CRISTINA GOBUS BECKER
Pós-Graduada em Fisioterapia Hospitalar pelo IEP no Hospital Moinhos de Vento – Porto Alegre, RS
Pós-Graduada em Fisioterapia em Oncologia pela Faculdade de Ciências da Saúde de São Paulo (FACIS)
Representante Técnica da Fisioterapia Oncológica do Hospital Moinhos de Vento – Porto Alegre, RS

CAMILA REINBOLD REZENDE
Bacharel em Fisioterapia pela Universidade Católica de Salvador (UCSal)
Mestre em Saúde em Família na Sociedade Contemporânea pela UCSal
Pós-Graduada em Cuidados Paliativos pelo Instituto Paliar, SP
Pós-Graduada em Fisioterapia Oncológica pelo Instituto Universalis, BA
Pós-Graduada em Gerontologia pela UCSal
Pós-Graduada em Metodologia do Ensino Superior pelo Centro Universitário Estácio da Bahia (FIB)
Fisioterapeuta na EBSERH no Hospital Universitário Professor Edgard Santos (HUPES) – Salvador, BA
Professora no Curso de Pós-Graduação em Gerontologia na UCSal
Membro da Associação Brasileira de Fisioterapia em Oncologia (ABFO)

ERIKA CAVALHEIRO SKUPIEN
Fisioterapeuta Formada pela Universidade Federal de Santa Maria (UFSM)
Mestre e Doutora em Ciências Pneumológicas pela Universidade Federal do Rio Grande do Sul (UFRGS)
Título de Especialista em Fisioterapia em Oncologia pelo Conselho Federal de Fisioterapia e Terapia Ocupacional (COFFITO) e Associação Brasileira de Fisioterapia em Oncologia (ABFO)
Especialização em Oncologia na Modalidade Residência Integrada em Saúde com Ênfase em Oncologia e Hematologia pelo Grupo Hospitalar Conceição (GHC), RS
Coautora do Manual de Condutas e Práticas de Fisioterapia em Oncologia – Câncer de Pulmão

HELENAYRA GIZELLE PEIXOTO MUNIZ DOS SANTOS
Graduada pela Faculdade de Ciências da Saúde de São Paulo (FACIS)
Fisioterapeuta do Hospital Oncológico Infantil Octávio Lobo – Belém, PA

MARCIA HELENA MONTEIRO DE MELLO
Fisioterapeuta da Enfermaria de Hematologia e TMO do Hospital das Clínicas da Faculdade de Medicina da Universidade de São Paulo (HCFMUSP)
Mestre em Ciências pela USP

PAULA CAMILLA TONINI
Fisioterapeuta pela Universidade Cidade de São Paulo (UNICID)
Aprimoramento em Fisioterapia em Oncologia pela Escola de Cancerologia Celestino Bourroul do Hospital do Câncer – A. C. Camargo, SP
Pós-Graduada em Fisiologia do Exercício pela Escola Paulista de Medicina da Universidade Federal de São Paulo (UNIFESP-EPM)
Pós-Graduada em Insuficiência Respiratória e Cardiovascular pelo Hospital do Câncer – A. C. Camargo, SP
Pós-Graduada em Processos Educacionais em Saúde pelo Hospital Sírio-Libanês
Fisioterapeuta do Hospital Samaritano de São Paulo
Fisioterapeuta Credenciada da OMINT
Título de Especialista em Fisioterapia em Oncologia pelo Conselho Federal de Fisioterapia e Terapia Ocupacional (COFFITO) e Associação Brasileira de Fisioterapia em Oncologia (ABFO)
Título de Especialista em Cancerologia pela Sociedade Brasileira de Fisioterapia em Cancerologia (SBFC)
Membro da Associação Brasileira de Fisioterapia em Oncologia (ABFO) e da Sociedade Brasileira de Fisioterapia em Cancerologia (SBFC)
Coautora do Manual de Condutas e Práticas de Fisioterapia em Oncologia – Câncer de Cabeça e Pescoço

SAMANTHA KARLLA LOPES DE ALMEIDA RIZZI
Fisioterapeuta
Mestre em Ciências pela Universidade Federal de São Paulo (UNIFESP)
Título de Especialista em Fisioterapia em Oncologia pela Associação Brasileira de Fisioterapia em Oncologia (ABFO)
Capacitação em Saúde Baseada em Evidências pelo Instituto Sírio-Libanês de Ensino e Pesquisa
Especializada em Fisioterapia em Ginecologia pelo CBES
Aprimoramento em Fisioterapia em Clínica Médica pelo IAMSPE
Coordenadora e Supervisora da Especialização de Fisioterapia em Ginecologia da UNIFESP
Fisioterapeuta do Hospital São Paulo da UNIFESP

SUMÁRIO

PARTE I
DOENÇAS ONCO-HEMATOLÓGICAS

1 INTRODUÇÃO 3
Ana Paula Oliveira Santos ■ Camila Reinbold Rezende

2 LINFOMA 7
Andrea Cristina Gobus Becker

3 LEUCEMIA 17
Ana Paula Oliveira Santos

4 MIELOMA MÚLTIPLO 25
Ana Paula Oliveira Santos ■ Erika Cavalheiro Skupien

PARTE II
ATUAÇÃO DA FISIOTERAPIA NOS DISTÚRBIOS ASSOCIADOS AO TRATAMENTO DE DOENÇAS ONCO-HEMATOLÓGICAS

5 NÁUSEAS E VÔMITOS 37
Ana Paula Oliveira Santos

6 DOR ONCOLÓGICA 43
Andrea Cristina Gobus Becker

7 FADIGA 51
Erika Cavalheiro Skupien

8 SÍNDROME DO IMOBILISMO 63
Erika Cavalheiro Skupien ■ Paula Camilla Tonini

9 CITOPENIA 65
Camila Reinbold Rezende ■ Paula Camilla Tonini

10 NEUTROPENIA FEBRIL 69
Camila Reinbold Rezende

11 NEUROPATIA PERIFÉRICA INDUZIDA POR QUIMIOTERAPIA 73
Andrea Cristina Gobus Becker

12 EFEITOS DO USO CRÔNICO DE CORTICOIDES 77
Andrea Cristina Gobus Becker

13 TRANSPLANTE DE CÉLULAS-TRONCO HEMATOPOIÉTICAS 81
Camila Reinbold Rezende

14 DOENÇA DO ENXERTO CONTRA HOSPEDEIRO 93
Paula Camilla Tonini

15 COMPLICAÇÕES RESPIRATÓRIAS 97
Paula Camilla Tonini

16 CUIDADOS PALIATIVOS 103
Helenayra Gizelle Peixoto Muniz dos Santos

ÍNDICE REMISSIVO 107

Parte I Doenças Onco-Hematológicas

CAPÍTULO 1

INTRODUÇÃO

Ana Paula Oliveira Santos
Camila Reinbold Rezende

Câncer é o nome dado a um conjunto de mais de 200 tipos de doenças que têm em comum o crescimento desordenado de células que invadem tecidos e órgãos e acometem diversas regiões do corpo.[1] É uma condição patológica cujo diagnóstico representa, muitas vezes, uma ameaça à vida, com repercussões importantes para o paciente e todos os seus familiares. Atualmente, 8,2 milhões de pessoas morrem por ano dessa doença no mundo.[2] A estimativa para o Brasil, biênio 2018-2019, aponta a ocorrência de cerca de 600 mil casos novos de câncer.[3]

O câncer pode manifestar-se de diversas maneiras, por conta de diferentes células e componentes existentes no corpo humano, sendo classificado em dois grupos principais: os tumores sólidos e as neoplasias hematológicas. As neoplasias hematológicas correspondem a um grupo heterogêneo de doenças malignas que afetam os precursores hematopoiéticos da medula óssea. Os órgãos mais envolvidos nesse processo são: sangue, medula óssea, gânglios linfáticos, baço e fígado. Dentre essas doenças, destacam-se os linfomas, as leucemias, o mieloma múltiplo e as síndromes mielodisplásicas, esta última podendo se transformar em leucemia.

Nesta obra será discutida a atuação da Fisioterapia nas neoplasias hematológicas mais prevalentes, sendo elas resumidamente explanadas a seguir.

O linfoma consiste em uma neoplasia do sistema linfático em que células do tecido linfoide crescem anormalmente. É composto por uma variedade de doenças com diversidade de comportamento e incidência no mundo. Basicamente, os linfomas podem ser classificados, morfologicamente, em dois grupos: o linfoma de Hodgkin e os linfomas não Hodgkin. O linfoma de Hodgkin (LH) representa 30% de todos os tipos de linfomas.[4]

A leucemia é um tipo de câncer que tem origem na medula óssea.[5] A doença está associada a um erro genético que compromete o processo de maturação das células hematopoiéticas. Os diferentes subtipos de leucemia podem ser classificados, de acordo com a linhagem celular comprometida (ou o tipo celular envolvido), em mieloide ou linfoide; e, também, de acordo com sua evolução clínica, em aguda ou crônica. No Brasil, a incidência é análoga à encontrada nos demais países, variando de 25 a 35% das neoplasias pediátricas.[6] Para o biênio 2018-2019, no Brasil, foram estimados 5.940 novos casos de leucemia em homens e 4.860 em mulheres. Esses valores correspondem a um risco estimado de 5,75 casos novos a cada 100 mil homens, e 4,56 para cada 100 mil mulheres.[3] O mieloma múltiplo (MM) é definido como um tumor maligno clonal de células plasmáticas (leucócitos) – células responsáveis pela produção das imunoglobulinas ou anticorpos. Responsável por aproximadamente 10% de todos os tipos de câncer hematológicos,[7,8] atinge, principalmente, a população idosa, com seu pico de incidência aos 70 anos. Por ser uma doença rara (1% de todas as neoplasias sólidas/hematológicas), no Brasil, não existem dados epidemiológicos nas estimativas anuais realizadas do Instituto Nacional de Câncer (INCA). No entanto, um levantamento epidemiológico realizado no Brasil após a análise de 1.112 pacientes com MM demonstrou que 50,3% dos pacientes eram do sexo masculino com idade mediana de 60,5 anos, e a maioria dos pacientes apresentava a doença avançada ao diagnóstico.[9,10]

As síndromes mielodisplásicas (SMD) são outras condições de relevância clínica na hematologia. Essas síndromes constituem um grupo de doenças clonais das células-tronco hematopoiéticas que estão associadas às citopenias em sangue periférico, às alterações displásicas na hematopoiese e ao risco de evolução para leucemia mieloide aguda (LMA). As citopenias crônicas (anemia, neutropenia e trombocitopenia) são responsáveis pelas manifestações clínicas dos pacientes. Sua incidência é de cerca de 5 casos por 100 mil pessoas/ano na população em geral, mas aumenta para 20 a 50 casos por 100 mil pessoas/ano após os 60 anos.[11]

A apresentação clínica das neoplasias hematológicas pode incluir diversos sinais e sintomas, dentre eles:

- Palidez cutânea e em mucosas.
- Febre (associada a infecções frequentes, favorecidas pela neutropenia).
- Sangramentos e hematomas (em decorrência de trombocitopenia).
- Sudorese noturna.
- Linfadenomegalia, hepatomegalia e/ou esplenomegalia.
- Perda ponderal.
- Dispneia.
- Fadiga (associada à anemia).
- Dor óssea, em razão da expansão medular.
- Cefaleia, náuseas, vômitos, convulsões e paralisia de nervos cranianos (sugestivos de envolvimento do sistema nervoso central).[5]

Para o diagnóstico das neoplasias hematológicas, além da história clínica detalhada, que caracteriza adequadamente os sintomas, o exame físico torna-se essencial para evidenciar os sinais clínicos. Dentre os exames mais importantes, destacam-se o hemograma, o aspirado da medula óssea (o mielograma) e a biópsia (do gânglio linfático comprometido e/ou da medula óssea).[5]

O tratamento clínico das doenças onco-hematológicas pode envolver quimioterapia, radioterapia, imunoterapia e transplante de medula óssea ou de células-tronco hematopoiéticas (TCTH).

Na maioria dos casos, o tratamento consiste na utilização simultânea de várias drogas com mecanismos antineoplásicos cuja administração é realizada em blocos ou ciclos, seguidos por um período de recuperação medular.

O objetivo da quimioterapia antineoplásica é obter a remissão da doença. Para isso, são selecionadas drogas específicas, administradas em uma escala redutora de doses. Na escolha da droga, levam-se em consideração a patologia de base, a idade e o peso do paciente, o estadiamento da doença, bem como a redução dos seus efeitos tóxicos (hepáticos, renais, hematopoiéticos etc.).

A imunoterapia está cada vez mais incorporada ao tratamento, incluindo anticorpos monoclonais e citocinas, isoladamente ou associada à quimioterapia. Em caso de refratariedade terapêutica, são utilizados protocolos com quimioterápicos mais agressivos, associados ou não à radioterapia. Posteriormente, é realizado o encaminhamento ao transplante autólogo ou alógeno de células-tronco hematopoiéticas.[5]

O acompanhamento do paciente durante seu tratamento pode ser realizado ambulatorialmente, sob regime domiciliar e/ou em ambiente hospitalar. A abordagem terapêutica deve ser, preferencialmente, multidisciplinar. Nesse contexto, a Fisioterapia desempenha um papel fundamental na assistência ao paciente com doença onco-hematológica, sobretudo no que se refere à promoção da qualidade de vida. Isso se faz por meio de técnicas que visam à manutenção ou à melhora da capacidade funcional, bem como à prevenção ou ao tratamento de complicações associadas à restrição da mobilidade ou aos efeitos adversos do tratamento clínico.

A Fisioterapia em Oncologia é reconhecida como uma especialidade desde o ano de 2009, conforme Resolução n. 364/2009 do Conselho Federal de Fisioterapia e Terapia Ocupacional (COFFITO), resultado de uma luta de organizações e entidades em prol de melhor qualidade na assistência, ressaltando a importância do profissional habilitado para lidar com as nuances e especificidades do paciente oncológico.[12]

Os avanços técnico-científicos dos últimos anos vêm contribuindo para um olhar diferenciado do fisioterapeuta especialista em Oncologia em sua abordagem ao paciente, levando em consideração a faixa etária do paciente, o tipo específico de câncer e sua localização, as principais complicações que podem surgir durante seu tratamento, a fase de evolução da doença, bem como o envolvimento de todos os familiares, cuidadores e demais profissionais da equipe de saúde que compartilham do sofrimento do paciente. Nesse contexto, emerge a Fisioterapia em Onco-hematologia. Esta obra apresenta recomendações terapêuticas práticas que auxiliam o fisioterapeuta a proporcionar ao paciente com neoplasia hematológica uma assistência humanizada, integral e de indiscutível qualidade técnica, considerando as evidências científicas disponíveis.

REFERÊNCIAS BIBLIOGRÁFICAS

1. Fernandes HJ, Batocchio G, Lessa MSN. Dissecando e desmistificando o câncer. In: Júnior Fernandes JH, Bifulco VA. (Orgs.). *Câncer: uma visão multiprofissional.* Barueri: Minha Editora; 2014. p. 1-18.
2. Instituto Nacional de Câncer José Alencar Gomes da Silva. Números do câncer no Brasil. (Acesso em 6 set. 2016). Disponível em: http://www.inca.gov.br/wcm/dmdc/2016/numeros-cancer- brasil.asp.
3. Instituto Nacional de Câncer José Alencar Gomes da Silva. Estimativa 2018: incidência de Câncer no Brasil. Rio de Janeiro: INCA; 2017.
4. Gennari M, Penna AMD. Linfoma de Hodgkin. In: Baiocchi OCCG, Penna AMD. *Guia de bolso de hematologia.* São Paulo: Atheneu; 2014. p. 153-6.
5. Ribeiro MSS, Martin EM, Pádua L. Onco-hematologia. In: Júnior Fernandes HJ, Bifulco VA (Orgs.). *Câncer: uma visão multiprofissional.* Barueri, SP: Minha Editora; 2014. p. 163-95.
6. Macedo TM *et al.* Treinamento muscular inspiratório em crianças com leucemia aguda: resultados preliminares. *Rev Paul Pediatr* 2010;4(28).
7. Gan JH, SIM CYL, Santorelli LA. The effectiveness of exercise programmes in patients with multiple myeloma: a literature review. *Crit Rev Oncol Hematol* 2016;98:275-89.
8. Stella F *et al.* Alterações citogenéticas no mieloma múltiplo: significado prognóstico e escolha da terapia de primeira linha. *Cancer Investigation* 2015;33.
9. Crusoé EQ, Almeida MSS. Discrasias de plasmócitos. In: Baiocchi OCCG, Penna AMD. *Guia de bolso de hematologia.* São Paulo: Atheneu; 2014. p. 171-82.
10. Hungria VT, Maiolino A, Martinez G, Colleoni GW, Coelho EO, Rocha L *et al.* Confirmation of the utility of the international staging system and identification of a unique pattern of disease in Brazilian patients with multiple myeloma. *Haematologica* 2008;5(93):791-2.
11. Lima MM, Santos FPS. Síndrome mielodisplásica. In: Baiocchi OCCG, Penna AMD. *Guia de bolso de hematologia.* São Paulo: Atheneu; 2014. p. 103-12.
12. Xavier D. *Fisioterapia onco-funcional para a graduação: o papel da fisioterapia no combate ao câncer.* Manaus: Clube de Autores; 2011. p. 1-466.

LINFOMA

CAPÍTULO 2

Andrea Cristina Gobus Becker

Os linfomas são neoplasias do sistema linfático que compreendem mais de 20 doenças originadas pela proliferação clonal das células T e B no sistema linfático, em decorrência de lesões genéticas ocorridas em diferentes estágios de diferenciação.[1,2]

A classificação do linfoma é dividida em dois grandes grupos: linfoma de Hodgkin (LH) e linfoma não Hodgkin (LNH), que também são subdivididos em diversos subgrupos.

Os linfomas não Hodgkin (LNH) incluem mais de 20 tipos diferentes, sendo os linfomas de células B responsáveis por quase 80 a 85% dos casos.[3] As maiores taxas de incidência encontram-se na América do Norte, Austrália, Nova Zelândia e em algumas partes da Europa. Para o Brasil, estimam-se 5.370 casos novos de LNH em homens e 4.810 em mulheres no biênio 2018-2019.[4]

LINFOMA DE HODGKIN

Primeiramente chamado de doença de Hodgkin, o linfoma de Hodgkin distingue-se, histologicamente, pela presença de células Reed-Sternberg.[2]

Segundo a Organização Mundial da Saúde (OMS), que classifica os linfomas baseados na citopatologia, os LH dividem-se em dois grandes grupos: LH com predominância linfocítica nodular e LH clássico. O segundo grupo é formado por quatro subdivisões, conforme o Quadro 2-1.

Atualmente, para a classificação do LH, é mais utilizado o sistema desenvolvido em conjunto pela OMS e *Revised European American Lymphoma Classification* (REAL). Por meio desse sistema, as neoplasias são divididas de acordo com um número de características que, em conjunto com outros dados, permitem ao médico estimar o prognóstico do paciente.[5]

Quadro 2-1. Classificação do Linfoma de Hodgkin segundo a Organização Mundial da Saúde

LH com predominância linfocítica nodular

LH clássico
- Esclerose nodular
- Celularidade mista
- Rico em linfócitos
- Depleção linfocitária

LH: linfoma de Hodgkin.

Apresentação Clínica

Pacientes com LH podem apresentar várias manifestações clínicas. As mais comuns são: linfonodomegalias em região supraclavicular seguida da região cervical e axilar. Dor torácica, dispneia, tosse e síndrome da veia cava superior são sintomas comumente achados quando ocorrem adenomegalias mediastinais.[3,6] Sintomas sistêmicos como emagrecimento, sudorese noturna e febre estão presentes em 1/3 dos pacientes e são chamados de sintomas B, segundo a classificação de Ann Arbor.[4]

Nos casos de doença avançada, geralmente com infiltração da medula óssea, podem-se observar leucopenia, anemia e trombocitopenia.[3,4]

Diagnóstico

Além de uma anamnese bem direcionada e do exame físico, os exames realizados para o diagnóstico da doença são: exames laboratoriais, biópsia do gânglio linfático acometido, radiografia do tórax, tomografia computadorizada de abdome e pelve, biópsia da medula óssea e laparoscopia (para casos especiais em que permanece a dúvida de presença da doença).[6]

Estadiamento

Existem quatro estágios da doença, começando com o estádio I, que corresponde à doença mais limitada, até o estádio IV, em que está mais avançada.

O estadiamento é feito segundo critérios estabelecidos na Conferência de Ann Arbor (Fig. 2-1).[6]

Existe uma subdivisão dos estádios em que se acrescenta a letra B quando os pacientes apresentam os chamados "sintomas B" (febre, sudorese noturna e perda de peso significativa).[5]

Fatores Prognósticos

No Quadro 2-2 são apresentados os fatores prognósticos no LH; a presença de qualquer desses fatores indica pior prognóstico.[4]

ESTÁDIO	LOCALIZAÇÃO
I	Acometimento de uma única região de linfonodos ou estrutura linfoide (timo, baço, anel de Waldeyer)
II	Acometimento de duas ou mais regiões de linfonodos do mesmo lado do diafragma
III	Acometimento de infonodos do mesmo lado do diafragma
IV	Acometimento de sítios extranodais

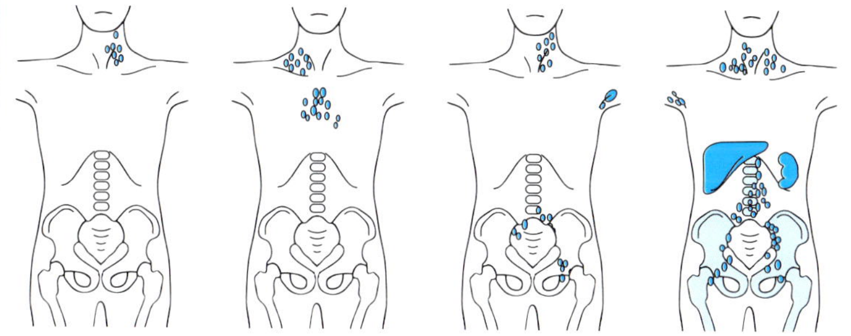

ESTÁDIO I   ESTÁDIO II   ESTÁDIO III   ESTÁDIO IV

Fig. 2-1. Estadiamento do linfoma de Hodgkin, segundo Ann Arbor.[6]

Quadro 2-2. Fatores Prognósticos do Linfoma de Hodgkin

EORTC	GIJSG
- Ausência de grande massa mediastinal - VHS < 50 e sem sintomas B - VHS < 30 com sintomas B - Idade < 50 anos - No máximo, 3 áreas ganglionares	- Ausência de grande massa mediastinal - VHS < 50 e sem sintomas B - VHS < 30 com sintomas B - Nenhuma doença extraganglionar - No máximo, 2 áreas ganglionares - Envolvimento esplênico difuso ou mais de 5 lesões focais

EORTC: European Organization for the Research and Treatment of Cancer; GIJSG: German Hodgkin's Lymphoma Study Group; VHS: velocidade de hemossedimentação.

Tratamento

O LH pode ser curável quando diagnosticado precocemente e tratado de modo adequado.

Segundo o Instituto Nacional de Câncer (INCA), o tratamento clássico é a poliquimioterapia (quimioterapia com múltiplas drogas) (Quadro 2-3), com ou sem radioterapia associada.

Quando a doença não apresenta sintomas B nem doença volumosa, o tratamento combinado (quimioterapia seguida de radioterapia) torna-se a alternativa mais empregada.[3]

Estudos atuais demonstram que a terapia combinada (quimioterapia associada à radioterapia) apresenta a mesma eficácia que a poliquimioterapia.

Por fim, há a radioterapia restrita aos gânglios linfáticos envolvidos (*involved nodal radiation therapy*), que vem sendo analisada ultimamente. Para que seja aplicada, é necessário um mapeamento detalhado dos gânglios envolvidos por meio do PET antes do tratamento. Os resultados são equivalentes, com menor exposição dos tecidos normalmente irradiados.

A cirurgia pode ser indicada tanto para auxiliar no diagnóstico como para fins de biópsia.[2]

Nos pacientes que apresentam recaída durante o tratamento ou para aqueles que têm pior prognóstico, altas doses de quimioterapia e transplante autólogo de células hematopoiéticas são tratamentos considerados.[2]

Quadro 2-3. Drogas Usadas para o Tratamento do Linfoma de Hodgkin

- Adramicina
- Bleomicina
- Dacarbozina
- Vimblastina
- Vincristina
- Prednisona
- Mostarda nitrogenada
- Etoposídeo
- Ciclofosfamida
- Procarbazina
- Cisplatina
- Mecloretamina

LINFOMA NÃO HODGKIN

Os linfomas não Hodgkin (LNH) formam um grupo heterogêneo de neoplasias do sistema linfoide. Apresentam variados padrões de comportamento e de respostas ao tratamento.

Etiologia

Apesar de a maioria dos casos não ter etiologia definida, acredita-se que fatores ambientais, hereditários, ocupacionais e dietéticos podem estar envolvidos no surgimento da doença (Quadro 2-4).[6] Alguns agentes infecciosos estão associados ao LNH: o vírus HTLV-1 está associado à leucemia/linfoma de células T, o vírus Epstein-Barr, ao linfoma de Burkitt, HIV, herpes-vírus tipo 8, vírus da hepatite C, vírus siminiano 4011 e a bactéria *Helicobacter pylori* são alguns exemplos.[7] Condições inflamatórias crônicas, como a síndrome de

Quadro 2-4. Fatores de Risco para Linfoma Não Hodgkin[8]

Vírus	- Vírus Epstein-Barr - HTLV-1 - Vírus da hepatite C - Vírus do herpes humano tipo-8 (HHV-8)
Bactéria	Helicobacter pylori
Alteração de imunidade	Ataxia-telangiectasia
Congênito	Síndrome Wiskott-Aldrich
Adquirido	- AIDS (Vírus da Imunodeficiência Adquirida) - Transplantes (órgãos ou células-tronco) - Doenças autoimunes ou reumáticas - Envelhecimento - Imunodeficiência severa combinada
Ocupacional ou ambiental	Herbicidas ou pesticidas

Sjögren, doença celíaca e artrite reumatoide apresentam ligação com LNH. Aumentando o risco de desenvolvimento LNH em até 25%, estão a síndrome Wiskott-Aldrich ou ataxia-telangiectasia.[4,9]

Classificação

Os critérios de classificação se baseiam em características morfológicas, imunológicas, genéticas e clínicas da doença.[4,6] Na atualidade, a classificação mais usada é a da OMS, que considera linfoma e leucemia do mesmo tipo celular representações da mesma doença em níveis diferentes de evolução.[8,9]

Pensando em realizar uma orientação terapêutica, Lopes e Guimarães recomendam agrupar os pacientes em apresentações clínicas de prognóstico e sobrevida.[3,4]

- Linfomas indolentes:
  - Atingem, geralmente, adultos idosos.
  - Apresentam-se como adenopatia periférica indolor ou, às vezes, com dor abdominal, dor na região dorsal (relacionada com adenopatia mesentérica ou retroperitoneal avançada).
  - Sintomas B pouco frequentes.
  - Crescimento tumoral lento.
  - Envolvimento da medula óssea.
  - Sobrevida mediana de 10 anos.
  - Baixa fração de proliferação.
  - Recidivas comuns, mesmo que o tratamento possa controlar a doença.
  - Tratamento não altera o curso da doença.

- Linfomas agressivos:
  - Qualquer idade, usualmente em adultos.
  - Adenopatias periféricas, sem outros sintomas.
  - Sintomas B ocorrem em 20% dos pacientes com doença avançada.
  - Massa de rápido crescimento.
  - Todos os estádios podem ser encontrados.
  - Envolvimento incomum do sangue e da medula óssea (prognóstico ruim, se positivo).
  - Sobrevida de 1 a 2 anos, se não tratado.
  - Alta fração de proliferação: potencialmente curável.
  - Estádio localizado: rádio e quimioterapia.
  - Estádio avançado: quimioterapia.
- Linfomas muito agressivos:
  - Mais frequente em adultos jovens e crianças.
  - Crescimento tumoral muito rápido.
  - Frequentemente estádio avançado.
  - Sobrevida de meses ou semanas, se não tratado.
  - Fração de proliferação muito alta; altamente responsivo aos tratamentos.
  - Linfoblástico: adenopatia mediastinal volumosa, comprometimento respiratório, derrame pleural.
  - Linfoma de Burkitt associado ao HIV: apresenta doença avançada, sintomas B, envolvimento de fígado, medula óssea ou sistema nervoso central.

Apresentação Clínica

Sintomas como linfonodomegalia estão presentes em mais de 2/3 dos pacientes e sintomas B ocorrem em 40%, sendo indicativo de doença agressiva. Ocorrendo mais em linfomas indolentes, a infiltração da medula óssea (MO) acontece em 30 a 50% dos casos. Cerca de 20% dos LNHs têm massa mediastinal, sendo que 3 a 8% evoluem com síndrome da veia cava superior.

Em alguns casos, pacientes iniciam o quadro apresentando alguma emergência oncológica, como síndrome da lise tumoral, síndrome da compressão medular e hipercalcemia.[8]

Geralmente, no início, os sintomas são inespecíficos e frequentemente confundidos com infecções, retardando o diagnóstico e o início do tratamento.

A dor e a obstrução abdominal desencadeadas por adenopatia e comprometimento intestinal acontecem com frequência em pacientes com linfomas de Burkitt.[3]

Estadiamento

Além de exame físico e anamnese, são necessários hemograma completo, função renal e hepática, desidrogenase lática (LDH), beta-2 microglobulina, cálcio, ácido úrico, eletroforese de proteínas, sorologias virais, tomografia

Quadro 2-5. Índice de Prognóstico Internacional

Bom prognóstico	Mau prognóstico
Idade até 60 anos	Idade acima de 60 anos
Estádio I ou II	Estádio III ou IV
Metástase em apenas 1 linfonodo	Metástase nos linfonodos e à distância
Paciente capaz de realizar suas atividades diárias normalmente	Paciente precisa de muita ajuda para realizar suas atividades diárias
LDH normal	LDH alto

computadorizada (TC) de tórax, abdome e pelve, e biópsia de medula óssea (BMO).[9] O sistema de estadiamento Ann Arbor descrito para LH também é empregado no LNH.

O Índice de Prognóstico Internacional (IPI), descrito no Quadro 2-5, é o sistema de estratificação mais usado em pacientes com linfoma, com base em cinco fatores prognósticos:

1. Idade.
2. Estadiamento da doença.
3. Envolvimento de mais de um sítio extranodal.
4. *Performance status*.
5. Nível de lactato desidrogenase (LDH).[8]

Alguns LNH, como linfoma de Burkitt, linfoma gástrico primário e micose fungoide (tipo de linfoma de células T), necessitam de outros sistemas de estadiamento por causa de sua biologia própria.[4]

Tratamento
Para realizar o tratamento do LNH, o oncologista não deve apenas saber o diagnóstico, mas os fatores clínicos do prognóstico que irão influenciar no curso do paciente (Quadro 2-6).[6]

Profilaxia de Sistema Nervoso Central (SNC)
Apesar de não haver confirmação do benefício, a profilaxia com metotrexato intratecal deve ser considerada em pacientes de alto risco para recidiva em SNC, como doença III e IV, presença de sintomas B, envolvimento de medula óssea, mais de um sítio de doença extranodal, LDH elevado, níveis baixos de albumina sérica, idade superior a 60 anos, envolvimento testicular, de seios paranasais e massas paravertebrais.[9]

Quadro 2-6. Resposta Clínica ao Tratamento

	Resposta	Estádios I e II	Estádios III e IV
Linfomas indolentes	▪ Resposta à quimio e radioterapia, com 50 a 90% apresentando remissão parcial ou completa com a primeira linha de tratamento	▪ Sobrevida livre de doença > 40% em 10 anos em pacientes com doença inicial tratados com irradiação ▪ A quimioterapia combinada no tratamento do linfoma indolente inicial ainda não está bem definida	▪ Em pacientes assintomáticos, preconiza-se apenas observar. A radioterapia local é utilizada para irradiar locais sintomáticos ▪ No caso da quimioterapia, utilizam-se ciclofosfamida e clorambucil com ou sem prednisolona ou análogos da purina (fludarabina), apresentando resultados tão eficazes quanto combinações como CHOP ou CVP, que são mais tóxicos
Linfomas agressivos	▪ O LNH difuso de grandes células compõe cerca de 30% dos linfomas de alto grau; por isso, serve de paradigma para o tratamento dos linfomas agressivos	▪ O tratamento padrão para o LNH de alto grau é o uso de quimioterapia seguida de radioterapia ▪ Pacientes em estádio inicial, baixo risco e sem massa volumosa devem ser tratados com 3 ciclos de quimioterapia seguida de radioterapia de campo envolvido	▪ Pacientes idosos com linfomas agressivos e pesquisa de CD20 positiva devem ser tratados com a associação de CHOP e rituximabe por 8 ciclos ▪ Em pacientes jovens com linfoma de alto grau, o esquema de tratamento deve ser de 6 ciclos de CHOP associada a rituximabe ▪ Uma alternativa nos serviços que não disponibilizam rituximabe é o esquema adicionando etoposídeo, reduzindo o intervalo de dose

CHOP: combinação de quimioterápicos (ciclofosfamida, doxorrubicina, vincristina, prednisona); CVP: mesma combinação, mas exclui a doxorrubicina.

Critérios de Resposta

Após o tratamento, os pacientes devem ser reavaliados para verificar sua resposta, sendo esta avaliada por meio de critérios clínicos, bioquímicos, radiológicos e patológicos.

Os critérios de resposta estão descritos no Quadro 2-7.[10]

A investigação para observar a resposta ao tratamento compreende, primeiramente, repetir os exames que tinham resultados anormais no diagnóstico com o intuito de obter resultados normais.[6] Os exames devem ser feitos em até 2 meses ao final do tratamento. TC de tórax, abdome e pelve são exemplos de exames a serem realizados, bem como biópsia de medula óssea (BMO), que está indicada para confirmar resposta completa em pacientes com comprometimento inicial da medula óssea.[4,6]

FISIOTERAPIA NO LINFOMA

Os diversos tipos de linfomas e seus tratamentos podem causar vários efeitos deletérios aos pacientes, resultando em descondicionamento físico, fadiga, depressão e diminuição da qualidade de vida desses pacientes.

Um estudo comparou um programa de 12 semanas de exercícios aeróbicos (bicicleta) com os cuidados usuais de pacientes com linfomas; como resultado verificaram que algum benefício é encontrado quando se aplica

Quadro 2-7. Critérios de Resposta ao Tratamento

Critério	Descrição
Resposta completa	- Desaparecimento completo de todas as lesões detectadas à TC - Verificam-se a resolução dos sintomas relacionados com a doença, sem nódulos palpáveis e/ou desaparecimento dos nódulos hepáticos e esplênicos, a normalização dos parâmetros bioquímicos e biópsia de medula óssea normal - PET negativa
Resposta parcial	- Redução ≥ 50% da soma do produto dos maiores diâmetros das seis maiores lesões, sem qualquer aumento no tamanho das outras e sem novas lesões detectadas - Nódulos hepáticos e esplênicos sem aumento de tamanho - PET com pelo menos um sítio positivo em locais previamente envolvidos
Doença estável	- Resposta inferior à parcial, mas sem progressão de doença - Sem mudanças no tamanho prévio de lesão pela TC - PET positiva para lesão previamente existente, mas sem novas lesões
Recidiva da doença ou progressão	- Qualquer nova lesão (> 1,5 cm em qualquer eixo) ou aumento ≥ 50% dos sítios previamente existentes - PET positiva para lesões existentes pré-tratamento

TC: tomografia computadorizada; PET: tomografia por emissão de pósitrons.

um treinamento físico aeróbico. Acredita-se que, aumentando a capacidade cardiovascular do paciente, melhora-se também sua qualidade de vida.[10,11]

Resultados mais recentes dos estudos anteriores sugerem que o treinamento aeróbico supervisionado pode melhorar a sobrevida livre de progressão nos pacientes com linfoma.[12]

REFERÊNCIAS BIBLIOGRÁFICAS

1. Bifulco VA, Junior HJF. *Câncer: uma visão multiprofissional*. Barueri: Manole; 2010.
2. Australian Cancer network diagnosis and management of lymphoma guidelines working party. *Clinical practice guidelines for the diagnosis and management of lymphoma*. Sidnei: National Health and Medical Research Council; 2005.
3. Lopes Ademar et al. *Oncologia para a graduação*. Ribeirão Preto: Tecmedd; 2005.
4. Guimarães JR. *Manual de oncologia*, 2. ed. São Paulo: BBS Editora; 2006.
5. Instituto Nacional de Câncer. Linfomas na infância e adolescência. *Rev Bras Cancerol* 2001;47(2):115-23.
6. Devita VT, Lawrence TS, Rosenberg SA (Eds.). *Cancer: principles and practice of oncology-advances in oncology*, 7th ed. Philadelphia: Lippincott Williams & Wilkins; 2005.
7. Bittencourt AL, Farre L. Leucemia/linfoma de células T do adulto. *An Brass Dermatol* 2008;83(4):351-9.
8. Savage KJ, Kahl BS. Non Hodgkin lymphoma. In: *American Society of Hematology Self-Assessment Program (ASH-SAP)*, 5th ed. Washington: American Society of Hematology; 2013. p. 533-78.
9. Araújo LHL, Victorino APS, Melo AC, Assad DX, Lima DS, Alencar DR et al. Linfoma não Hodgkin de alto grau – revisão da literatura. *Rev Bras Cancerol* 2008;54(2):175-83.
10. Cheson BD, Pfistner B, Juweid ME, Gascoyne RD, Specht L, Horning SJ et al. Revised response criteria for malignant lymphoma. *J Clin Oncol* 2007;25(5):579-86.
11. Courneya K, Sellar CM, Stevinson C, McNeely ML, Friedenreich CM, Peddle CJ et al. Moderator effects in a randomized controlled trial of exercise training in lymphoma patients. *Cancer Epidemiol Biomarkers Prev* 2009;18(10):2600-7.
12. Courneya K, Friedenreich CM, Franco-Villalobos C, Crawford JJ, Chua N, Basi S et al. Effects of supervised exercise on progression-free survival in lymphoma patients: an exploratory follow-up of the HELP Trial. *Cancer Causes Control* 2015;26(2):269-76.

LEUCEMIA

CAPÍTULO 3

Ana Paula Oliveira Santos

Neste capítulo serão abordadas as leucemias de uma maneira generalista, pois abrange um grupo de doenças com diversas classificações e subclassificações. No que tange à atuação do fisioterapeuta, as condições citológicas ou histopatológicas de cada subtipo da doença não alteram suas condutas fisioterapêuticas.

DEFINIÇÃO

As leucemias são doenças proliferativas clonais (da linhagem linfoide ou mieloide) e podem ser classificadas em crônicas ou agudas. As leucemias agudas são caracterizadas por alterações moleculares que resultam na formação desordenada de células jovens – os blastos – no sangue periférico ou na medula óssea. Nas leucemias crônicas observa-se a multiplicação celular atípica geralmente com evolução clínica lenta e prolongada.[1,2]

Essa expansão clonal anormal tem como principais consequências:[2]

- Células imaturas que não apresentam capacidade de realizar suas funções fisiológicas.
- Ocupação da medula óssea impossibilitando a produção de outras séries de células sanguíneas (anemia e/ou trombocitopenia em variados graus).

Segundo estimativas do Instituto Nacional de Câncer (INCA) no Brasil, para o biênio 2018-2109, 5.940 casos novos de leucemia em homens e 4.860 em mulheres, correspondendo a um risco estimado de 5,75 casos novos a cada 100 mil homens e 4,56 para cada 100 mil mulheres.[3]

ETIOPATOGENIA

O surgimento das neoplasias hematológicas malignas depende da interação de vários fatores: ambientais, heranças genéticas e individuais (Quadro 3-1).

Os fatores citados não conseguem explicar a etiologia de todos os casos de leucemias. Entretanto, existe um ponto em comum para a base etiopatogênica

Quadro 3-1. Possíveis Fatores Etiológicos para Leucemias

Fatores de risco	Exemplos
Ambientais	Radiação, agentes químicos e tóxicos, infecções e condições socioeconômicas
Herança genética	Anemia de Fanconi, síndrome de Bloom, ataxia-telangiectasia
Individuais	Tabagismo, situações de estresse, queda de resistência durante atividade física, atividade laboral, imunossuprimidos (HIV)

dessas doenças: um descontrole no mecanismo regulador do crescimento celular.[4] O crescimento de células hematopoiéticas normais é regulado por uma série de genes localizados nos cromossomos. Alguns genes são estimulantes da proliferação, enquanto outros são inibidores. Em condições saudáveis, a função estimular/inibir é desempenhada em equilíbrio. No entanto, os fatores etiológicos, como exposição à radiação, provocam lesões cromossômicas, como quebra, translocações, inversões e perdas, que alteram o gene (mutação genética). Esses genes mutantes, denominados oncogenes, causam um desequilíbrio do crescimento com proliferação anormal ou neoplásica das células, surgindo, então, as leucemias.[4,5]

SINTOMAS

As manifestações clínicas incluem fraqueza, fadiga e palidez cutânea, decorrente da anemia, sangramento de mucosa, equimoses e petéquias, associadas à trombocitopenia, febre e infecções pela neutropenia. Em alguns casos, pode estar associada à linfonodomegalia, esplenomegalia e hepatomegalia. Outros sintomas incluem: hiperuricemia, sinusites inexplicáveis, dispneia, síndrome da veia cava superior e dor óssea (pela expansão clonal, ou seja, aumento e proliferação destas células nano da medula óssea).[6,7]

DIAGNÓSTICO

O diagnóstico das leucemias geralmente é realizado pelo hematologista ou onco-hematologista, podendo ter apresentações bem distintas, dependendo do subtipo. Nas agudas, os sintomas podem ocorrer em curto período, estando entre uma das maiores emergências oncológicas. Já nos casos crônicos, o paciente pode apresentar-se assintomático durante longo tempo e a suspeita da doença surge após um exame de rotina.

Assim que se suspeite da doença, quanto mais precoce o diagnóstico e instituído o tratamento, maiores serão as chances de cura e melhor será o prognóstico. Para o diagnóstico existe uma grande variedade de exames: hemograma, mielograma, imunofenotipagem, cariótipo, teste molecular, biópsia da medula óssea, punção liquórica, exames gerais, exames de imagem, tipagem de HLA (quando existe a expectativa de realização de transplante de células-tronco hematopoiéticas – TCTH).[7]

TRATAMENTO

Erradicar as células leucêmicas para que a medula retorne à sua função normal é o principal objetivo do tratamento antineoplásico. O tratamento é realizado por meio da combinação de diferentes medicamentos (poliquimioterapia), controle das complicações associadas à redução das células sanguíneas, como neutropenia e trombocitopenia, e profilaxia de infiltração no sistema nervoso central. Em casos selecionados são utilizados a radioterapia e o transplante de medula óssea ou células-tronco hematopoiéticas, que serão abordados separadamente neste Manual.

Qualquer tratamento antineoplásico pode causar distúrbios e/ou alterações cinético-funcionais. A fisioterapia em oncologia, por meio do seu arsenal de técnicas, promove prevenção, manutenção e/ou restauração dos distúrbios funcionais decorrentes do tratamento onco-hematológico.[8]

O repouso prolongado que antigamente era aconselhado acreditando-se que atividade física pudesse agravar o quadro clínico do paciente com câncer já não tem mais indicação. Isso pode gerar um ciclo vicioso de inatividade e de suas consequências, como descondicionamento físico, diminuição na amplitude de movimento ativo e passivo, redução da força muscular e na mobilidade funcional, e descondicionamento físico.[9,10]

Conhecendo as particularidades de cada fase do tratamento do paciente com leucemia, o profissional pode traçar um plano de tratamento fisioterapêutico que irá contribuir na qualidade de vida e manutenção ou recuperação da funcionalidade perdida.

Fisioterapia Motora e Leucemia

Em tumores sólidos existe maior respaldo da literatura em relação à viabilidade e resultados das intervenções físicas, porém, em pacientes com leucemias ou outras doenças hematológicas, essas referências são escassas. Sabendo-se que o tratamento pode levar a múltiplos efeitos adversos, incluindo a diminuição da capacidade física e que sobreviventes podem ter experiência de fraqueza muscular, mesmo anos após a remissão da leucemia, o fisioterapeuta pode atuar em todas as fases da doença, desde o seu diagnóstico.[11]

A atividade física pode ser benéfica aos pacientes com leucemia, ao promover alguns mecanismos biológicos plausíveis que incluem: reforço do sistema imune, diminuição da obesidade, melhora da defesa antioxidante, impacto sobre o sistema hormonal, metabólico e efeitos anti-inflamatórios.[12]

Essas informações encorajam a manter os pacientes ativos, seja durante o período de internação ou o acompanhamento ambulatorial.

Chang et al. (2008) recrutaram pacientes internados em vigência de quimioterapia e realizaram 12 minutos de caminhada diária, por 3 semanas, e observaram que, comparados ao grupo-controle, os pacientes que realizaram a caminhada obtiveram diminuição da fadiga, angústia, ansiedade e sinais de depressão. Conclui-se que o exercício físico é clinicamente viável para paciente com leucemia submetido à quimioterapia e pode melhorar, consideravelmente, suas experiências relacionadas com a fadiga.[12]

No estudo citado, além da melhora da fadiga, os aspectos psicológicos também apresentaram melhora com a intervenção física, sendo este mais um fator para que os pacientes sejam mantidos ativos, mesmo durante períodos delicados do tratamento, como a quimioterapia.

Manter o paciente em atividade corrobora para que outros objetivos fisioterapêuticos sejam alcançados, entre eles:

- Estimular a movimentação precoce no leito e a independência nas atividades.
- Estimular a deambulação.
- Promover relaxamento.
- Prevenir úlceras por pressão (UPP) e trombose venosa profunda (TVP).
- Reduzir a dor.
- Manter força muscular e amplitude articular.
- Melhorar mobilidade, flexibilidade, coordenação e equilíbrio.

O alívio dos efeitos secundários ao tratamento oncológico por meio do exercício físico tem motivado os pesquisadores a incluirem em seus estudos pacientes com doenças hematológicas, e os resultados mostram que a intervenção na fase intra-hospitalar e o treinamento supervisionado, além de viáveis e seguros, podem apresentar melhora da capacidade cardiorrespiratória e menos fadiga e depressão em pacientes com leucemia. Os protocolos incluem como atividade exercícios aeróbicos e treino de resistência.[13,14]

Fisioterapia Respiratória e Leucemias

O quadro clínico das leucemias está relacionado com a redução do número de células sanguíneas decorrente da proliferação de células neoplásicas (blastos) na medula óssea, ou com a imunossupressão causada pelas drogas citotóxicas no tratamento. Por causa disso ocorrem complicações em diversos sistemas, incluindo o respiratório.[15]

As disfunções pulmonares nas leucemias podem ser divididas em manifestações associadas à infiltração pulmonar, linfonodal e pleural por células leucêmicas, e manifestações associadas ao tratamento quimioterápico. A toxicidade pulmonar consequente à quimioterapia e/ou associada à radioterapia pode resultar em lesão pulmonar intersticial e predispor ao risco de infecções durante a fase inicial até meses após o tratamento. Em uma fase mais tardia, o quadro mais comumente encontrado é a fibrose pulmonar.[16]

Os medicamentos a seguir, descritos no tratamento das leucemias, em altas doses ou associados, estão relacionados com lesões pulmonares:[17]

- Ciclofosfamida.
- Arabinosil citosina.
- Antraciclinas.
- Dexametasona.
- 6-tioguanina.

Essas disfunções respiratórias podem evoluir para um quadro grave de insuficiência respiratória, necessitando de suporte ventilatório. A ventilação mecânica não invasiva (VMNI) está associada à menor taxa de mortalidade quando comparada à ventilação mecânica invasiva (VMI), que, por sua vez, aumenta o risco de infecções e sangramentos, principalmente em pacientes onco-hematológicos. Além disso, quando bem indicado, o uso do VMNI em pacientes hematológicos está relacionado com menor necessidade de internação na unidade de terapia intensiva, menor risco relativo de suporte ventilatório invasivo e intubação.[18]

Existem dois grandes receios ao se instituir a VMNI. O primeiro é que o paciente sangre em razão das pressões e dos volumes; neste caso, deve-se pensar e discutir com o restante da equipe, pois, caso o quadro de insuficiência respiratória se agrave e o paciente necessite de VMI, o risco traumático de intubação leva a risco maior de sangramento e mortalidade, sendo, sempre que possível, a VMNI a primeira escolha.[18]

O segundo ponto a ser pensado é que o paciente que já está com quadro hemorrágico, em casos de sangramento ativo e espontâneo, como na hemoptise e epistaxe maciça, a VMNI é uma contraindicação absoluta, porém, em casos de hemorragias alveolares, a hipoxemia deve ser imediatamente corrigida por meio da administração de oxigênio por cateter nasal ou por dispositivos de CPAP e/ou BIPAP nasal, pois a administração de pressão positiva nas vias aéreas, além de melhorar a oxigenação, mantém as unidades alveolares pressurizadas, tendendo a estabilizar o sangramento alveolar.[17,19]

Em um estudo seminal publicado em 2001, Hilbert *et al.* relataram os benefícios da VMNI em pacientes imunocomprometidos que apresentaram insuficiência respiratória aguda e pneumonia por diversos motivos. O entusiasmo inicial por esse tipo de ventilação foi abatido pelos resultados posteriores de alguns estudos, que demonstraram maior mortalidade quando a VMNI falhou, e o paciente foi submetido à intubação orotraqueal.[16]

Em um estudo realizado por Barreto *et al.*, em 2015, observou-se maior taxa de sobrevida hospitalar nos pacientes que apresentaram boa resposta à VMNI, sendo, inclusive, semelhante àqueles que não necessitaram de suporte ventilatório. No entanto, nos pacientes que evoluíram com falha à VMNI, a mortalidade foi elevada e superior àquela observada nos pacientes em que a ventilação invasiva foi a primeira opção de suporte ventilatório.[20]

Observar os preditores da falha da VMNI é tão primordial quanto instituí-la como forma de tratamento, pois quando a intubação traqueal e a VM convencional são postergadas, apresentam alta letalidade.

Os critérios predeterminados para falha da VMNI incluem:

- $PaO_2:/FiO_2 < 85$.
- Ausência de condições para proteger as vias aéreas (p. ex., transtorno convulsivo ou encefalopatia grave com escore na escala de coma de Glasgow 8 ou menos).
- Hipersecreção.
- Hipercapnia associada por pH de 7,30 ou menos.
- Agitação que requer sedação.
- Instabilidade hemodinâmica grave (PA sistólica > 70 mmHg ou evidência de eletrocardiograma de isquemia ou arritmias ventriculares clinicamente significativas).
- Intolerância à máscara facial da ventilação não invasiva.

Em pacientes hematológicos, a falha da VMNI se associa à duração mais longa da ventilação mecânica, tempo maior de permanência na UTI e taxa de mortalidade mais elevada, tanto hospitalar quanto na UTI. Portanto, é essencial identificar precocemente os pacientes com alterações respiratórias para conseguir o maior benefício da VNI, assim como estar atento aos sinais que indiquem a falha em sua utilização.[20]

Recomenda-se monitoração ao uso de VMNI por fisioterapeuta à beira do leito de até 2 horas. Para ser considerado sucesso, devem ser observados: diminuição da frequência respiratória, aumento do volume corrente (VC), melhora do nível de consciência, diminuição ou cessação de uso de musculatura acessória, aumento da PaO_2 e/ou da SpO_2 e diminuição da $PaCO_2$ sem distensão abdominal significativa.

Diante disso, os objetivos da fisioterapia respiratória são:

- Prevenir complicações pulmonares.
- Auxiliar na resolução de patologias pulmonares já implantadas.

Essas informações são relevantes para que o fisioterapeuta tenha sua importância reconhecida dentro da unidade de tratamento hematológico. Exercícios respiratórios para manutenção da capacidade pulmonar e higiene brônquica devem ser instituídos, assim como identificação precoce da necessidade do suporte ventilatório. As particularidades e as condutas a serem adotadas, de acordo com a condição clínica do paciente hematológico, e a fase da doença em que ele se encontra, serão abordadas em outros capítulos deste Manual.

REFERÊNCIAS BIBLIOGRÁFICAS

1. Giglio AD. *Princípios da hematologia clínica*. Barueri: Manole; 2007.
2. Zago MA, Falção RP, Pasquini R. *Hematologia: fundamentos e práticas*. Rio de Janeiro: Atheneu; 2004.
3. Instituto Nacional de Câncer José Alencar Gomes da Silva. *Estimativa 2018: incidência de câncer no Brasil*. Rio de Janeiro; 2017.
4. Verrastro T. *Hematologia e hemoterapia: fundamentos da morfologia, fisiologia, patologia e clínico*. São Paulo: Atheneu; 2005.
5. Fallah P, Amirizadeh N, Poopak B, Toogeh G, Arefian E, Kohram F et al. Expression pattern of key microRNAs in patients with newly diagnosed chronic myeloid leukemia in chronic phase. *Intern J Labor Hematol* 2015;37(4):560-8.
6. Lorenzi TF. *Atlas de hematologia: clínica hematológica ilustrada*. Rio de Janeiro: Guanabara Koogan; 2006.
7. Kerbauy MS, Lourenço J, Dayse M. *Guia de medicina ambulatorial e hospitalar da UNIFESP*. Barueri: Manole; 2010.
8. Instituto Nacional de Câncer (Brasil). Fisioterapia [homepage da Internet]. Rio de Janeiro. (Acesso em 13 set. 2016). Disponível em: http://www.inca.gov.br/conteudo_view.asp?ID=682.
9. Effgen SK. *Fisioterapia pediátrica: atendendo as necessidades das crianças*. Rio de Janeiro: Guanabara Koogan; 2005.
10. Cipolat S, Bruna BP, Vargas F. Fisioterapia em pacientes com leucemia: revisão sistemática. *Rev Bras Cancerol* 2011;57(2):229-36.
11. Marcucci FCI. O papel da fisioterapia nos cuidados paliativos a pacientes com câncer. *Rev Bras Cancerol* 2005;51(1):67-77.
12. Chang PH, Lai YH, Shun SC, Lin LY, Chen ML, Yang Y et al. Effects of a walking intervention on fatigue-related experiences of hospitalized acute myelogenous leukemia patients undergoing chemotherapy: a randomized controlled trial. *J Pain Symptom Manage* 2008;35(5):524-34.
13. Smith-Turchyn J, Julie R. A systematic review on the use of exercise interventions for individuals with myeloid leukemia. *Supp Care Cancer* 2015;23(8):2435-46.
14. Battaglini C, Hackney AC, Garcia R, Groff D, Evans E, Shea The effects of an exercise program in leukemia patients. *Integrative Cancer Therapies* 2009;8(2):130-8.
15. Macedo TMF et al. Função pulmonar de crianças com leucemia aguda na fase de manutenção da quimioterapia. *Rev Paul Pediatr* 2014;32(4):320-5.
16. Hilbert G, Gruson D, Vargas F, Valentino R, Gbikpi-Benissan G, Dupon M et al. Noninvasive ventilation in immunossuppressed patients with pulmonar infiltrates, fever, and acute respiratory failure. *N Engl J Med* 2001;344(7):481-7.
17. Borges ER, AB Saber AM, Barbas CSV. Síndromes hemorrágicas pulmonares. *J Bras Pneumol* 2005;31(supl 1):S36-S43.
18. Gristina GR, Antonelli M, Conti G, Ciarlone A, Rogante S, Rossi C et al. Noninvasive versus invasive ventilation for acute respiratory failure in patients with hematologic malignancies: a 5-year multicenter observational survey. *Crit Care Med* 2011;39(10).2232-9.

19. Belenguer-Muncharaz A, Albert-Rodrigo L, Ferrandiz-Sellés A, Cebrián-Graullera G. Ten-year evolution of mechanical ventilation in acute respiratory failure in the hematological patient admitted to the intensive care unit. *Med Inten (English Edition)* 2013;37(7):452-60.
20. Barrero LM, Torga JP, Coelho SV, Nobre V. Principais características observadas em pacientes com doença hematológica admitidos em unidade de terapia intensiva de um hospital universitário. *Rev Bras Perintensiva* 2015;27(3):212-9.

MIELOMA MÚLTIPLO

Ana Paula Oliveira Santos
Erika Cavalheiro Skupien

O mieloma múltiplo (MM) é uma neoplasia maligna de origem hematopoiética caracterizada pela proliferação clonal de plasmócitos na medula óssea, que, na maioria dos casos, secretam proteína monoclonal detectável no sangue ou urina, podendo levar à disfunção de órgãos. Corresponde a cerca de 1% dos tumores malignos e a 10 a 15% das neoplasias hematológicas. O MM é uma doença do idoso. Mais de 90% dos casos ocorrem após os 50 anos, com idade média ao diagnóstico após a 7ª década de vida.[1-3]

No MM, os plasmócitos clonais produzem em excesso um tipo específico de proteína associada à imunoglobulina humana, denominada proteína monoclonal (proteína M), paraproteína ou pico-M. Estruturalmente, as imunoglobulinas normais são compostas por duas cadeias pesadas e duas cadeias leves; há cinco tipos de cadeias pesadas (IgG, IgA, IgM, IgD e IgE) e dois tipos de cadeias leves (*kappa* e *lambda*), que, ao todo, podem constituir imunoglobulinas em 10 combinações diferentes. Os plasmócitos malignos podem secretar imunoglobulinas anômalas (cadeia pesada e cadeia leve), somente leves ou nenhuma paraproteína. A avaliação do componente M é importante para o diagnóstico e no acompanhamento do paciente com MM.[4]

O tratamento do MM é baseado em idade, saúde geral e estadiamento da doença. As duas terapêuticas mais utilizadas são quimioterapia, transplante de células-tronco hematopoiéticas ou transplante de medula óssea. Outros tratamentos incluem radioterapia, quimioterapia, imunoterapia e plasmaférese. O MM produz lesões osteolíticas que frequentemente são tratadas com a administração de bisfosfonatos para reduzir a perda óssea.[5]

MANIFESTAÇÕES CLÍNICAS

As manifestações clínicas do MM estão diretamente relacionadas com a infiltração das células plasmáticas na medula óssea, produção de proteína

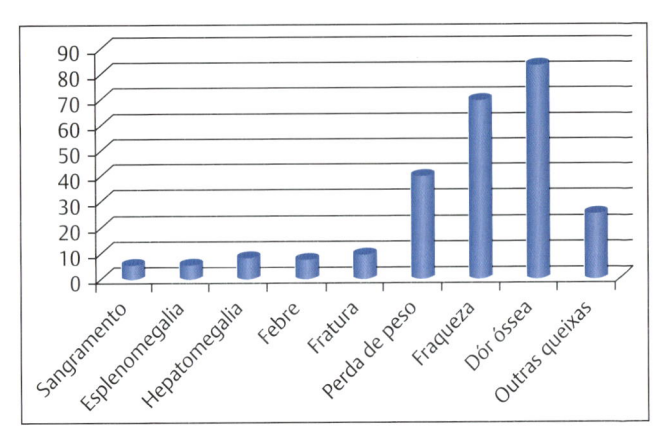

Fig. 4-1. Manifestações clínicas apresentadas em pacientes com MM ao diagnóstico. (Fonte: Paula e Silva, 2009.[1])

monoclonal no sangue e urina, e deficiência imunológica (Fig. 4-1). Entre as mais comuns, estão:[5]

- Comprometimento da função da medula óssea normal, que costuma ser refletido pela presença de anemia; supressão da função imunológica normal, refletida por níveis mais baixos de imunoglobulinas normais e maior suscetibilidade a infecções.
- Dano aos ossos adjacentes.
- Liberação da proteína monoclonal (proteína M) pelo mieloma na corrente sanguínea.

Tais disfunções, principalmente as relacionadas com os danos/destruição óssea, impactam significativamente sobre o sistema musculoesquelético, ocasionando fadiga, fraqueza, debilidade e risco de quedas e fraturas patológicas, tornando o papel do fisioterapeuta importante em vários estágios de progressão da doença.[6]

COMPROMETIMENTO ÓSSEO

Presente em mais de 70% dos pacientes, a dor óssea é o sintoma mais comum do MM, estando outras manifestações clínicas também relacionadas com a destruição óssea, como fratura patológica, compressão de medula espinal e hipercalcemia. Essas complicações são resultantes do aumento de atividades osteoclásticas, por ativação das células plasmocitárias malignas, levando a um desequilíbrio de reabsorção e formação óssea e, consequentemente, destruição do tecido (Fig. 4-2).[7]

Geralmente o esqueleto axial é o local de predomínio das lesões, acometendo vértebras, crânio, arcos costais, pelve e terço proximal do úmero e do

Doença óssea no mieloma múltiplo

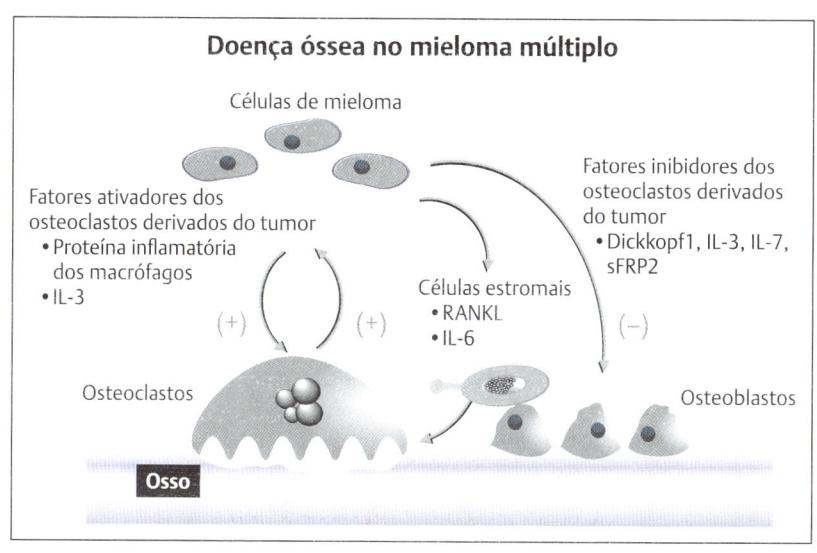

Células de mieloma

Fatores ativadores dos osteoclastos derivados do tumor
- Proteína inflamatória dos macrófagos
- IL-3

Células estromais
- RANKL
- IL-6

Fatores inibidores dos osteoclastos derivados do tumor
- Dickkopf1, IL-3, IL-7, sFRP2

Osteoclastos

Osteoblastos

Osso

Fig. 4-2. Patogênese da lesão óssea no MM. (Fonte: Roodman, 2009.[3])

fêmur.[5,7] Apesar do progresso da terapia antineoplásica e de tratamentos mais agressivos, a incidência de doença óssea permanece elevada. Cerca de 80% apresentam lesões líticas à radiografia do esqueleto, outros 5% apresentam osteopenia evidenciada por densitometria óssea.[7]

DIAGNÓSTICO POR IMAGEM

A radiografia de esqueleto é o exame padrão para diagnóstico das lesões ósseas no MM, que podem ter diferentes formas de apresentação, sendo mais comum as lesões osteolíticas do tipo geográfica ou múltiplas lesões pequenas de destruição do tecido ósseo. No crânio e costelas, observam-se lesões osteolíticas redondas e uniformes em "saca-bocado". Na coluna vertebral, as lesões podem estar presentes como osteoporose difusa sem lesões identificáveis. No entanto, são mais comuns múltiplas lesões líticas ao longo da coluna. Os pacientes ainda podem apresentar ao exame múltiplas fraturas por compressão dos corpos vertebrais. Algumas vezes a lesão pode ser acompanhada de massa em partes moles. Para confirmação de algumas lesões pode ser necessária a solicitação de um exame mais acurado, como a ressonância nuclear magnética.[8]

TRATAMENTO ORTOPÉDICO

Quando há possibilidade de mais de uma lesão ou quando já existe o diagnóstico de MM, a quimioterapia pode ser indicada, embora seus efeitos em pacientes com MM sejam controversos.[8]

Em pacientes com sintomas neurológicos decorrentes do colapso de um corpo vertebral ou crescimento do tumor para dentro do canal medular, a descompressão da medula por via posterior e a substituição da vértebra por via anterior, se possível no mesmo ato operatório, pode ser o tratamento de escolha. A radioterapia pode ser utilizada como adjuvante no pós-operatório, após a cicatrização total da ferida cirúrgica.[8]

FRATURA PATOLÓGICA

A manifestação inicial por fratura patológica, mesmo rara, é encontrada em até 30% dos casos no momento do diagnóstico, estando associada à redução da qualidade de vida e maior número de hospitalizações, sendo clara a importância do diagnóstico precoce e início do tratamento, reduzindo a morbimortalidade. O risco de uma fratura patológica é sempre uma preocupação para os profissionais que lidam com esses pacientes, incluindo os fisioterapeutas, que, por um lado, têm interesse em aumentar a mobilidade e a independência, mas, por outro, há o receio em causar fratura patológica em pacientes com alterações ósseas decorrentes de neoplasias.[9]

Em contrapartida, o repouso no leito pode gerar diversas complicações (fraqueza, encurtamento, atrofia, osteoporose, hipotensão postural, pneumonia, eventos tromboembólicos, entre outros), portanto, esse grupo de pacientes deve ser encorajado a um programa de reabilitação que tenha como objetivo restaurar força, equilíbrio, energia, prevenir quedas e tratar possíveis complicações, como dor e perda funcional.[10]

Em casos de fratura patológica, o tratamento ortopédico será instituído de acordo com a localização e a condição clínica do paciente; no fêmur, por exemplo, há consenso na literatura de que se deve priorizar o tratamento cirúrgico, quando possível, por estar, assim como os outros ossos da perna, sujeito ao suporte da carga do peso corporal. Quando a extremidade proximal do fêmur é acometida por fraturas com comprometimento da cabeça ou do colo, há indicação do tratamento cirúrgico com substituição por endopróteses não convencionais.[11]

Estudos revelam que as fraturas patológicas decorrentes do MM são a maior causa de morbimortalidade dos pacientes, sendo as do quadril frequente causa de queda na qualidade de vida e impacto de custos à sociedade.[12] Assim, o objetivo principal do tratamento cirúrgico das fraturas patológicas é aliviar a dor e restabelecer, o mais rápido possível, a função do membro afetado e permitir suporte de carga imediato.[13]

O paciente com MM deve ser incentivado a realizar um programa que vise à funcionalidade e ao retorno gradativo às suas atividades cotidianas, dando ênfase aos exercícios aeróbicos, como caminhadas, bicicleta ergométrica, sempre com atenção à prescrição de atividades de moderada intensidade com períodos de repouso. Atividades que provoquem impacto não são indicadas para esses pacientes.[14]

Para pacientes em pós-operatório e/ou com risco eminente de fraturas, cabe ao profissional de reabilitação criar alternativas para treinamento funcional ou desenvolvimento de técnicas para compensação, treinamento do uso de equipamentos de tecnologia assistiva e educação do paciente e seus familiares em relação às atividades de vida diária; o profissional deve estar atento ao estado geral do paciente antes de iniciar qualquer tratamento fisioterapêutico, avaliando, periodicamente, os exames radiológicos e considerando os valores de plaquetas, hemoglobina e hematócrito para prescrição dos exercícios mais adequados, que serão abordados no capítulo de citopenia deste Manual.

Risco de Fraturas Patológicas

Quantificar o risco de fratura para programar a melhor estratégia de atendimento aos pacientes com doença óssea tem sido um grande desafio aos profissionais da reabilitação.

Uma das opções a ser utilizada é a escala de Mirels, cuja maior soma de pontos indica maior risco de fratura (Quadro 4-1). A escala contém escore de 1 a 3, pontuados de acordo com quatro fatores: local, tamanho, natureza da lesão e intensidade da dor. Esta é uma escala desenvolvida para pacientes com metástase, que pode ser aplicada aos pacientes com MM, que, por apresentarem lesões líticas, já partem de uma pontuação mais elevada, devendo sempre considerar que, em pacientes com neoplasias, as lesões são dinâmicas e progridem de forma rápida.[15]

Os pacientes devem ser avaliados individualmente e, de acordo com a pontuação obtida na escala de Mirels, podem ser sugeridas algumas atividades (Quadro 4-2).

Há uma pequena evidência clínica para guiar os fisioterapeutas em relação à segurança para utilização de carga durante exercício, transferência, deambulação e outras atividades de vida diária em pacientes com comprometimento ósseo por neoplasias. Alguns *guidelines* têm sido sugeridos para a reabilitação de pacientes com metástase óssea e podem ser aplicados, também, em pacientes com MM (Quadro 4-3).[10]

Quadro 4-1. Escala de Mirels

Pontos	Localização	Dor	Lesão	Tamanho
1	Membro superior	Leve	Blástica	< 1/3
2	Membro inferior	Moderada	Mista	1/3 a 2/3
3	Peritrocantérica	Funcional	Lítica	> 2/3

Quadro 4-2. Proposta de Atividades de Acordo com a Classificação de Mirels[16]

Pontuação	Atividades
4 a 7	Exercício para ganho e manutenção de amplitude de movimento, posicionamento e postura, ortostatismo e descarga de peso, atividade motora global e marcha sem fortalecimento ou sobrecarga, medidas para prevenção de quedas, ortetização preventiva e funcional. Avaliar quais movimentos ou atividades estão contraindicados de acordo com a extensão e localização da lesão
8	Posicionamento e postura, ortostatismo e descarga de peso apenas com adaptações ou ortetização preventiva, atividade motora global e marcha, sem fortalecimento, apenas com adaptações ou ortetização preventiva. Medidas para prevenção de quedas, ortetização funcional e preventiva, proteção articular e conservação de energia, ergonomia. Avaliar quais movimentos ou atividades estão contraindicados de acordo com a extensão e localização da lesão
> 9	Exercícios para ganho e manutenção de amplitude de movimento, posicionamento e postura, ortetização preventiva e/ou funcional, fortalecimento muscular apenas de outros grupos, economia de energia e ergonomia, treino ou independência funcional, apenas com adaptações e avaliação urgente

Quadro 4-3. *Guidelines* para Metástase Óssea

Envolvimento cortical metastático na radiografia	Recomendação para descarga de peso (DP)	Exercícios recomendados
> 50%	Não realizar DP (uso de muletas ou andadores)	Nenhum
25 a 50%	DP parcial	Exercícios de movimento ativo (não rotacionais ou alongamentos)
0 a 25%	DP total	Exercícios aeróbicos leves (evitar esforço)

As radiografias ósseas recentes devem ser consideradas na identificação da gravidade das lesões e as recomendações devem ser usadas com cautela. Por exemplo, em paciente com MM em estágio avançado, não se deve realizar DP ou atividade de alto impacto durante deambulação, mobilidade funcional ou exercício terapêutico. Em pacientes com alto risco de fratura patológica, a amplitude de movimento (ADM) ativa deve ser realizada no limite tolerado.[10,17]

CAPÍTULO 4 ▪ MIELOMA MÚLTIPLO

Dependendo da condição clínica e óssea, o paciente com MM pode realizar exercícios aeróbicos leves com tolerância, porém, alongamentos e movimentos passivos, movimentos rotacionais e teste manual de força muscular devem ser evitados nas extremidades afetadas, a fim de evitar fraturas patológicas.[10,17] Independentemente da situação, os pacientes devem ser informados do possível risco de lesão *versus* custo de imobilidade, pois a ausência completa de descarga de peso pode piorar a condição óssea, além de propiciar a instalação de contraturas articulares, osteoporose, atrofia, lesão da pele e hipotensão ortostática. Na presença de metástases vertebrais torácicas ou de esterno, propulsão de cadeira de rodas deve ser considerada com cuidado, bem como o uso de andador, mesmo para transferências, por paciente com lesões do úmero e do fêmur.[17]

SÍNDROME DA COMPRESSÃO MEDULAR

A compressão medular ocorre em 3 a 5% dos doentes com neoplasia maligna avançada, sendo uma causa de morbidade muito importante nesses pacientes. Embora a compressão medular tenha, frequentemente, instalação insidiosa, deve ser tratada como uma emergência em onco-hematologia, pois a probabilidade de reverter o quadro clínico de paresia/paralisia está inversamente relacionada com o tempo de sua manutenção.[18]

A definição da síndrome da compressão medular (SCM) associa os achados radiológicos (compressão do saco dural e seus componentes, medula espinal e/ou cauda equina por uma tumoração extradural) à presença de sinais e sintomas (dor intensa e progressiva, paralisia, perda sensorial e disfunção esfincteriana).[19]

A radiografia é usada para determinar a saúde óssea e estimar o risco de fratura. Entretanto, a perda óssea pode ser percebida somente quando há comprometimento maior que 50% da cortical óssea, indicativo de lesão extensa. Daí o fato de pacientes com MM serem diagnosticados ao apresentarem sinais de compressão radiculomedular. Todas as regiões da coluna podem ser comprometidas, embora predomine a localização torácica; consequentemente, o quadro clínico mais frequente é representado por paraplegia crural.[19]

Após confirmação por ressonância magnética nuclear, exame de maior acurácia para esse diagnóstico, o tratamento inicial implica introdução de corticoides, como dexametasona. Nos casos em que for verificada instabilidade vertebral, pode ser indicado tanto o tratamento cirúrgico quanto o de radioterapia, que também devem ser considerados de caráter preventivo.[19]

Em pacientes em fase avançada de alto risco à submissão anestésica, o tratamento conservador deve ser considerado como a melhor opção para o manejo da fratura. Nessas situações, pode ser necessária a indicação de órtese, com o intuito de estabilizar o segmento acometido e contribuir na minimização dos quadros álgicos.

FISIOTERAPIA NO MIELOMA MÚLTIPLO

Pacientes com MM frequentemente apresentam sequelas da destruição óssea: deformidades persistentes, dor crônica e redução da mobilidade e funcionalidade, fazendo com que a inclusão desse grupo de pacientes em um programa de reabilitação seja relevante para resolução ou controle dos sintomas.

A maioria dos estudos que avaliam os benefícios do exercício em pacientes com câncer é realizada nos tumores da mama e os estudos acabam excluindo das amostras aqueles que apresentam metástase óssea; porém, mesmo com poucas evidências, pacientes com outros tipos de neoplasias e comprometimento ósseo podem se beneficiar da realização de atividades e/ou exercícios físicos.

Poucos pacientes com MM exercitam-se regularmente durante ou após o tratamento, mas um programa, quando planejado e levadas em consideração todas as particularidades que envolvem o paciente, torna-se seguro e viável. Além dos aspectos físicos, pacientes com MM que participam de um programa de exercícios individualizado podem apresentar melhora da fadiga, humor e sono.[20,21]

Fisioterapia e programas de reabilitação que visem a exercícios aeróbicos e de resistência para pacientes com MM que passaram por períodos de hospitalização ou transplante de células-tronco hematopoiéticas são indicados por aliviar a fadiga e melhorar o desempenho físico e as perspectivas psicológicas.[22-24] Em relação às terapias complementares, como acupuntura, aromaterapia, reflexologia, toque terapêutico, entre outros, há escassez de evidências científicas para apoiar a eficácia dessas condutas no MM. Entretanto, alguns estudos mostraram que a terapia complementar pode ajudar os pacientes a:

- Promover relaxamento.
- Aliviar a ansiedade.
- Reduzir os efeitos colaterais da quimioterapia.
- Melhorar o padrão de sono.
- Reduzir o estresse e a tensão.
- Reduzir o sofrimento psicológico.
- Proporcionar apoio emocional.
- Melhorar o bem-estar.[14]

A taxa de sobrevida relativa em 5 anos é de 32%, e para manter o paciente ativo durante o curso da doença é essencial a presença do fisioterapeuta. O profissional deve estar em contato direto com a equipe interdisciplinar e, antes de iniciar o plano terapêutico, seguir as seguintes recomendações:

- Consultar avaliação médica e exames complementares.
- Avaliar exames de imagem óssea recentes.
- Avaliar indicações e contraindicações para o exercício proposto.

- Pacientes com comprometimento ósseo clinicamente liberados para exercícios devem seguir protocolo com base nas diretrizes atuais para metástase.
- Estabelecer um programa de exercícios individualizado.

CONSIDERAÇÕES FINAIS

No caso de portadores de mieloma múltiplo, a fisioterapia tem papel importante ao longo do desenvolvimento da doença, no tratamento dos danos musculoesqueléticos, na fadiga relacionada com o câncer e na prevenção ou tratamento de sequelas por fratura patológica, em estágios mais tardios do câncer.

Contato direto com o médico, avaliação dos exames de sangue e radiografias ósseas recentes são necessários para que o fisioterapeuta possa planejar um tratamento individualizado. Os objetivos terapêuticos devem levar em consideração o estágio da doença, os tratamentos oncológicos (quimioterapia e radioterapia), cirurgias ortopédicas e suporte familiar.

Entre as atribuições da fisioterapia estão: orientação postural e de posicionamento que permitam maior conforto; orientação em relação ao período de atividades e repouso; exercícios/atividades físicas adaptadas que permitam manter a força muscular e a capacidade respiratória; treino de marcha e equilíbrio para manutenção da independência funcional; medidas não farmacológicas para alívio da dor (eletroestimulação transcutânea, acupuntura, técnicas de relaxamento, liberação miofascial e de *trigger points*).[16] Em pacientes acamados ou com comprometimento neurológico por lesão medular, a fisioterapia atua na prevenção de deformidades, com mobilizações articulares, alongamentos musculares e prescrição de órteses.

Em relação à prevenção de quedas, a fisioterapia é essencial na redução dos riscos de fratura, com prescrição de meios auxiliares para marcha, coletes estabilizadores de tronco e outros dispositivos, como barras de proteção e adequação ambiental, além de orientações ergonômicas e ambientais.

REFERÊNCIAS BIBLIOGRÁFICAS

1. Paula e Silva RO, Brandão KMA, Pinto PVM, Faria MD, Clementino NCD et al. Mieloma múltiplo: características clínicas e laboratoriais ao dia gnóstico e estudo prognóstico. *Rev Bras Hematol Hemoter* 2009;31(2):63-8.
2. International Myeloma Foundation. Latin America. (Acesso em 10 set. 2016). Disponível em http://www.myeloma.org.br/o_que_e.php.
3. Roodman GD. Pathogenesis of myeloma bone disease. *Leukemia* 2009;23:435-41.
4. Groeneveldt L, Mein G, Garrod R, Jewell AP, Van Someren K, Stephens R et al. A mixed exercise training programme is feasible and safe and may improve quality of life and muscle strength in multiple myeloma survivors. *BMC Cancer* 2013;13:31.
5. Hungria VM. Doença óssea em mieloma múltiplo. *Rev Bras Hematol Hemoter* 2007;29(1):60-6.

6. Gana JH, Sim CYL, Santorelli LA. The effectiveness of exercise programmes in patients with multiple myeloma: a literature review. *Crit Rev Oncol Hematol* 2016;98:275-89.
7. Bergenthal N, Will A, Streckmann F, Wolkewitz KD, Monsef I, Engert A *et al.* Aerobic physical exercise for adult patients with haematological malignancies. *Cochrane Database Sys Rev* 2014;11(11):CD009075.
8. Garcia MK, Cohen L, Guo Y, Zhou Y, You B, Chiang J *et al.* Electroacupuncture for thalidomide/bortezomib-induced peripheral neuropathy in multiple myeloma: a feasibility study. *J Hematol Oncol* 2014;7:41.
9. Shallwani S, Dalzell MA, Sateren W, O'Brien S. Exercise compliance among patients with multiple myeloma undergoing chemotherapy: a retrospective study. *Supp Care Cancer* 2015;23:3081-8.
10. Liu RD, Chinapaw MJ, Huijgens PC, van Mechelen W. Physical exercise interventions in haematological cancer patients, feasible to conduct but effectiveness to be established: a systematic literature review. *Cancer Treat Rev* 2009;35:185-92.
11. Conselho Regional de Medicina do Estado de São Paulo. *Cuidado Paliativo*. São Paulo; 2008.
12. Camargo AC. *Mieloma múltiplo*. (Acesso em 5 set. 2016). Disponível em: http://www.accamargo.org.br/ tudo-sobre-o-cancer/mieloma-multiplo/51.
13. Marcucci FCI. O papel da fisioterapia nos cuidados paliativos a pacientes com câncer. *Rev Bras Cancerol* 2005;51(1):67-77.
14. Gan JH, Sim CYL Santorelli LA. "The effectiveness of exercise programmes in patients with multiple myeloma: A literature review." *Critical Rev Oncol Hematol* 2016;98:275-89.
15. Santos FAA. *Tratamento cirúrgico da fratura no mieloma múltiplo;* 2011.
16. Battistella LR. *Manual de reabilitação em oncologia do ICESP*. Ed. Manole; 2014.
17. Karavatas SG *et al*. Physical therapy management of patients with multiple myeloma: musculoskeletal considerations. *Rehab Oncol* 2016;24.3:11.
18. Matsumoto DY. Síndrome de compressão medular. In: *Manual de cuidados Paliativos*. Academia Nacional de Cuidados Paliativos. Rio de Janeiro: Diagraphic; 2009. p. 184.
19. Ferreira MM, Almeida FCP, Latuf MCM, Carminatti CS, Resende MF, Rodrigues WM. Fratura patológica no mieloma múltiplo: relato de caso. *Perspectivas Médicas* 2016;27.1:42-4.
20. Coleman EA, Hall-Barrow J, Coon S, Stewart CB. Facilitating exercise adherence for patients with multiple myeloma. *Clin J Oncol Nurs* 2003;7(5):529-34.
21. Craike MJ, Hose K, Courneya KS, Harrison SJ, Livingston PM. Perceived benefits and barriers to exercise for recently treated patients with multiple myeloma: a quantitative study. *BMC Cancer* 2013;13.1:319.
22. Paul KL. Rehabilitation and exercise considerations in hematologic malignancies. *Am J Phys Med Rehabil* 2011;90.5:S88-S94.
23. Sheill G, Guinan EM, Peat N, Hussey J. Considerations for exercise prescription in patients with bone metástases: a comprehensive narrative review. *PMR* 2018;10(8):843-64.
24. Strong A, Kravatas SG, Reicherter EA. Recommended exercise protocol to decrease cancer-related fatigue and muscle wasting in patients with multiple myeloma: na evidence-based systematic review. *Top Geriat Rehabil* 2016;22.2:172-86.

Parte II

Atuação da Fisioterapia nos Distúrbios Associados ao Tratamento de Doenças Onco-Hematológicas

NÁUSEAS E VÔMITOS

CAPÍTULO 5

Ana Paula Oliveira Santos

DEFINIÇÃO
Náuseas e vômitos (NV) são efeitos colaterais frequentemente associados aos tratamentos quimioterápicos antineoplásicos. A náusea é definida como a sensação desagradável da necessidade de vomitar, geralmente com sintomas autonômicos associados, como sudorese fria, sialorreia, hipotonia gástrica e refluxo gastrointestinal. Por sua vez, o vômito, ou êmese, é a expulsão rápida e forçada do conteúdo gástrico pela boca, causada por uma contração forte e sustentada da musculatura da parede torácica e abdominal.[1] Por se tratar de uma sensação subjetiva, a náusea tem seu diagnóstico clínico com base na história relatada pelo paciente. Os fatores etiológicos para o quadro de NV incluem: alterações metabólicas, alterações gastrointestinais, drogas, toxicidade (quimioterapia ou radioterapia) e alterações psicossomáticas.[2]

FASES
A náusea corresponde à primeira fase da êmese; o estômago se relaxa e ocorre a inibição da secreção do ácido gástrico – esta é chamada de fase pré-ejeção. Durante a náusea, a pressão intratorácica diminui e a pressão abdominal aumenta. O passo seguinte é a fase de ejeção: o reflexo do vômito compreende uma grande contração retrógrada do intestino delgado para o estômago; contrações dos músculos abdominais e do diafragma tornam-se coordenadas, aumentam a pressão no tórax e no abdome, comprimindo o estômago e forçando seu conteúdo pela boca e pelo nariz. Na fase de pós-ejeção geralmente há alívio da náusea – dependendo da etiologia do processo. Ambos os sintomas estão associados à sensação desconfortável, com impacto importante na qualidade de vida.[2]

NÁUSEAS/VÔMITOS E QUIMIOTERAPIA

Os agentes quimioterápicos utilizados na terapia oncológica apresentam como principais toxicidades náuseas e vômitos, sendo esse sintoma prevalente em 24 a 65% dos pacientes oncológicos.[3] Dependendo da intensidade do vômito e da combinação de drogas utilizadas na quimioterapia, a êmese aguda geralmente é bem controlada. No entanto, as náuseas e os vômitos tardios e os refratários apresentam maior dificuldade para seu controle.[4]

Medidas profiláticas são descritas como as melhores estratégias para o controle de náuseas e vômitos, porém, os efeitos colaterais relacionados com o uso de medicações antieméticas e o custo elevado dessas drogas têm aumentado a busca por novas formas de tratamento não farmacológico que possam minimizar esses sintomas. Entre aquelas com maior evidência de efetividade estão a acupuntura e a eletroestimulação nervosa transcutânea (TENS). Outras técnicas também descritas na literatura, mas com baixo respaldo científico, são: hipnose, psicoterapia, musicoterapia, técnicas de relaxamento e aromaterapia (Quadro 5-1).[4,5]

Quadro 5-1. Estratégias para Controle dos Sintomas de Náuseas e Vômitos não Farmacológicos

Modalidade	Definição
TENS	É uma estimulação elétrica transcutânea, ou seja, terapia que utiliza uma corrente elétrica aplicada superficialmente à pele por eletrodos. É utilizada, principalmente, no tratamento de dor e exerce sua função analgésica ativando mecanismos de controle internos do sistema nervoso
Acupuntura	A acupuntura é um método terapêutico com origem na Medicina Tradicional Chinesa, que consiste na estimulação de pontos cutâneos específicos por meio de agulhas
Eletroacupuntura	Forma terapêutica que tem como base a acupuntura e é utilizada com aparelhos elétricos que, conectados às agulhas, transmitem estímulos aos pontos de acupuntura
Acupressão	Utiliza princípios semelhantes da acupuntura, mas sem agulhas; pode ser administrada com a pressão local com os dedos ou as bandas de pressão
Massagem terapêutica	Grupo de manipulações sistemáticas de tecidos do corpo, geralmente realizada manualmente, com efeitos sobre os sistema nervoso, muscular e circulatório

Quadro 5-1. *(Cont.)* Estratégias para Controle dos Sintomas de Náuseas e Vômitos não Farmacológicos

Modalidade	Definição
Aromaterapia	Uso de perfumes e essências de plantas para alterar o humor ou o comportamento, levando a bem-estar físico, mental e emocional. Os produtos químicos que compõem os óleos essenciais em plantas têm uma série de propriedades terapêuticas e são, frequentemente, usados em conjunto com a massagem
Hipnose	Estado de maior receptividade à sugestão e à direção, inicialmente induzida pela influência de outra pessoa, que estimula o uso de imagens mentais produzidas pela imaginação (uma forma de psicoterapia)
Técnicas de relaxamento	Uso de técnicas de relaxamento muscular e atividades em tratamento para reduzir situações de tensão e ansiedade

FISIOTERAPIA

A fisioterapia pode ser eficaz no controle dos sintomas eméticos ligados ao tratamento quimioterápico. Com evidência científica ao uso da acupuntura sobre o PC6, localizado três dedos abaixo da primeira prega palmar entre os tendões palmar longo e flexor radial do carpo (Fig. 5-1), surge uma importante ferramenta como terapia complementar no manejo desses sintomas relacionados com o câncer ou com seu tratamento.[6,7]

Tonnezer *et al.* (2012) compararam dois grupos para avaliar a eficácia da fisioterapia com o recurso TENS de baixa frequência no ponto PC6 de acupuntura e observaram que o grupo experimental que recebeu TENS de baixa frequência apresentou melhora significativa nos sintomas de náusea e vômitos antecipatórios e agudos decorrentes do tratamento quimioterápico, tanto na intensidade quanto na frequência, quando comparado ao grupo-controle.[6]

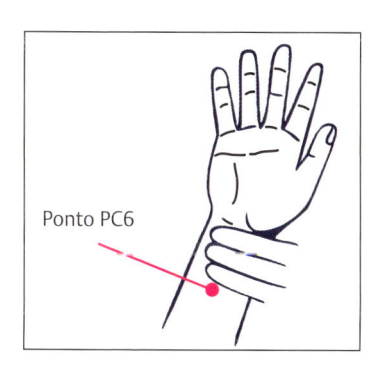

Fig. 5-1. Ponto PC6.

Untura *et al.* (2013) avaliaram TENS realizado sobre PC6 por 30 minutos com frequência de 10 Hz, com 0,5 milissegundos de tempo de duração do pulso, com intensidade sublimiar; graças aos resultados significativamente melhores no grupo que recebeu a estimulação descrita *versus* estimulação com frequência zero, os autores concluíram que TENS deve ser considerada como um recurso terapêutico para o controle desses sintomas, em razão do baixo custo e da segurança.[4]

As hipóteses para que esses resultados antieméticos sejam obtidos são:

- TENS atua no sistema extrapiramidal por meio do aumento das endorfinas, encefalinas ou ambas.
- Há envolvimento dos mecanismos serotoninérgicos e neuropeptídicos endógenos, graças ao seu impacto sobre a atividade gastrointestinal.

Outra forma não invasiva e que pode ser utilizada no controle dos sintomas é a acupressão. Essa modalidade foi estudada por Shi *et al.* (2004); o grupo intervenção foi orientado a realizar acupressão antes da quimioterapia e das refeições por 5 minutos sobre PC6, 3 vezes/dia, e teve redução significativa na severidade das náuseas e vômitos, frequência de vômitos e intensidade de náuseas, segundo o índice de Rhodes.[8]

Embora haja evidências da utilização da acupuntura no tratamento de NV, a baixa qualidade metodológica dos ensaios realizados deixa em aberto a questão de que novos estudos devam ser mais bem desenhados. No entanto, as técnicas descritas podem ser realizadas seguramente, sem efeitos colaterais, e, quando associadas ao tratamento medicamentoso, promovem melhor qualidade de vida aos pacientes oncológicos, graças à sua ação sobre as náuseas e os vômitos.

REFERÊNCIAS BIBLIOGRÁFICAS

1. Caponero R. Consenso Brasileiro de Náuseas e Vômitos em Cuidados Paliativos. *Rev Bras Cuidados Paliat* 2011;3(3):supl 2.
2. Carvalho RT, Parsons HA. *Manual de cuidados paliativos ANCP*. 2. ed. (Acesso em 26 de out de 2016). Disponível em: http:/Users/Santana/Downloads/09-09-2013_Manual%20de%20cuida- dos%20paliativos_ANCP%20(2).pdf.
3. Brown S, North D, Marvel MK, Fons R. Acupressure wrist bands to relieve nausea and vomiting in hospice patients: do they work? *AM J Hosp Palliat Care* 1992;9:26-9.
4. Untura LP *et al.* Estimulação elétrica nervosa transcutânea (TENS) no controle de náuseas e vômitos pós-quimioterapia. *Rev Univ Vale do Rio Verde* 2013;10(2):220-8.
5. Pan CX, Morrison RS, Ness J, Fugh-Berman A, Leipzig RM. Complementary and alternative medicine in the management of pain, dyspnea, and nausea and vomiting near end of life: a systematic review. *J Pain Symptom Manage* 2000;20(5):374-87.

6. Tonezzer T, Jeani T, Cacoo M, Marx A. Uso da estimulação elétrica nervosa transcutânea aplicada ao ponto de acupuntura PC6 para redução dos sintomas de náusea e vômitos associados à quimioterapia antineoplásica. *Rev Bras Cancerol* 2012;58(1):7-14.
7. Yared J *et al.* Antiemetic efficacy of transcutaneous electrical nerve stimulation (TENS) at pericardium acupuncture point 9P6 in the treatment of chemotherapy-induced delayed nausea and vomiting (CINV) in stage I to III breast cancer patients during adjuvant/neoadjuvant chemotherapy. In: ASCO Annual Meeting Proceedings 2013. p. TPS648.
8. Shin *et al.* Effect of Acupressure on Nausea and Vomiting During Chemotherapy Cycle for Korean Postoperative Stomach Cancer Patients. *Cancer Nursing*™ 2004;27(4).

CAPÍTULO 6

DOR ONCOLÓGICA

Andrea Cristina Gobus Becker

DOR

Pode-se definir dor como "uma experiência sensorial, emocional e desagradável, que é descrita em termos de lesões teciduais, reais ou potenciais. A dor é sempre subjetiva e cada indivíduo aprende a utilizar este termo a partir de suas experiências prévias". Portanto, pode-se considerar a dor como um fenômeno individual, complexo e multifatorial.[1]

Considerado o sintoma mais comum em pacientes com câncer, a dor gera desconforto e afeta diretamente suas atividades, motivação, interações com a família e amigos, e qualidade de vida, sendo um fator importante de sofrimento relacionado com a doença.[2]

É fundamental que uma equipe com conhecimento de patogênese da dor oncológica, técnicas e recursos de avaliação e tratamento da dor assista esse paciente.

As causas da dor em pacientes oncológicos podem ser divididas em quatro grupos, como mostra o Quadro 6-1.

A prevalência de dor aumenta com a progressão da doença. Dor moderada ou intensa ocorre em 30% dos pacientes com câncer recebendo tratamento, e em 60 a 90% dos pacientes com câncer avançado.[3-5]

Fatores preditores de dor oncológica compreendem o tipo e a capacidade de invasão do tumor, o regime de tratamento utilizado, o tempo de início do tratamento do câncer e a eficácia da terapia inicial para dor.[6]

O controle da dor inicia-se por uma avaliação minuciosa com esclarecimento de suas possíveis causas e reflexos na vida do paciente, investigando fatores desencadeantes e atenuantes, além dos psicossociais, que possam influenciar o seu impacto.[7]

Em vista de realizar um tratamento efetivo da dor, uma avaliação de diversos fatores é necessária, como:[2,4,8,9]

- Local e número de dores.
- Intensidade e/ou gravidade das dores.

Quadro 6-1. Causas da Dor em Pacientes Oncológicos

Causadas pelo câncer (46 a 92%)	
▪ Invasão óssea tumoral ▪ Invasão tumoral visceral ▪ Invasão tumoral do sistema nervoso periférico	▪ Extensão direta às partes moles ▪ Aumento da pressão intracraniana

Relacionadas ao câncer (12 a 29%)	
▪ Espasmos musculares ▪ Escaras de decúbito	▪ Linfedema ▪ Constipação intestinal

Associada ao tratamento (5 a 20%)	
▪ Pós-operatória: dor aguda, pós-toracotomia, pós-mastectomia, pós-esvaziamento cervical, pós-amputações (dor fantasma) ▪ Pós-quimioterapia: mucosite, neuropatia periférica, nevralgia pós-herpética, espasmos viscerais, necrose da cabeça do fêmur, pseudorreumatismo (corticoterapia)	▪ Pós-radioterapia: mucosite, esofagite, retite actínica, radiodermite, mielopatia actínica, fibrose actínica de plexo braquial e lombar

Dores não relacionadas ao câncer (85 a 22%)	
▪ Desordens musculoesqueléticas	▪ Outras

- Irradiação da dor.
- Momento de dor.
- Qualidade da dor.
- Fatores agravantes e de alívio.
- Etiologia da dor: dor causada pelo câncer; dor causada pelo tratamento; dor associada ao câncer e relacionada com debilidade (p. ex., úlceras de decúbito); dor não relacionada com o câncer ou tratamento.
- Tipo de dor: nociceptiva, visceral, neuropática, síndrome de dor complexa regional, mista.
- Histórico analgésico.
- Crenças de paciente sobre o significado da dor, a eficácia de seus tratamentos e consequências de terapias medicamentosas.
- Presença de clínica de distúrbio psicológico, como ansiedade e/ou depressão.

O uso de ferramentas estruturadas na avaliação da dor, como o Breve Inventário de Dor e o Questionário DN4, facilita a elaboração do plano de controle da dor, bem como o impacto e o sofrimento gerado na vida do paciente. Na avaliação da intensidade da dor, várias escalas são utilizadas na intenção de sistematizar e realizar avaliações seriadas.[4]

TRATAMENTO DA DOR

No contexto do câncer, os objetivos do controle da dor incluem maior sensação de conforto e melhor capacidade de desempenho para funções cotidianas. É necessária uma abordagem abrangente, uma vez que a dor geralmente se deve a múltiplos fatores e requer mais de uma intervenção.[4,6]

Uma equipe multidisciplinar deve estar envolvida no tratamento do paciente com dor oncológica, pois somente medicamentos analgésicos não são o bastante no controle efetivo desse sintoma. O tratamento da dor e a minimização do sofrimento devem ocorrer dentro de um contexto amplo, de cuidado biopsicossocial e espiritual, e educação constante de pacientes e cuidadores.[4]

Drogas usadas para o controle da dor são associadas a uma variedade de efeitos colaterais, como constipação, retenção urinária, náusea, sedação, depressão respiratória, mioclonia, *delirium*, disfunções sexuais, entre outros.[10] Por outro lado, métodos menos invasivos e menos traumáticos têm sido estudados como alternativa antálgica. A fisioterapia usa recursos como TENS, massoterapia, crioterapia, calor, cinesioterapia e acupuntura para tratar o paciente com dor oncológica.[1,7,11,12]

TENS

A estimulação elétrica nervosa transcutânea (TENS) consiste na utilização de eletrodos colocados sobre a pele para a introdução de pulsos de baixa tensão no tecido para alívio da dor. Sabe-se que estimulando fibras mielínicas aferentes reduz-se o impulso dos nociceptores à medula e ao cérebro (*gate control*).[5,9]

Sugere-se a colocação dos eletrodos da seguinte maneira:

- No ponto exato da dor (ou o mais próximo possível do local de maior dor).
- Dentro do mesmo dermátomo, miótomo: os eletrodos fazem a corrente passar pelo eixo longo do dermátomo.
- Sobre os pontos-gatilho (*trigger points*) ou de acupuntura.
- Na estimulação de nervos periféricos, por exemplo, no caso de dor neurogênica, como neuralgia pós-herpética, os eletrodos são colocados no exato trajeto dos nervos, em regiões em que eles estão mais superficiais, ou sobre as raízes nervosas espinhais, próximo à coluna vertebral.[13]

Existem quatro tipos principais de modulação da corrente da TENS utilizados na clínica: convencional, acupuntura, Burst e breve-intensa. A diferença consiste na regulação dos parâmetros de frequência e intensidade, de acordo com os mecanismos de ação a ser priorizado (Quadro 6-2).[1]

Em uma revisão de três ensaios clínicos randomizados investigando a eficácia da TENS em um total de 88 pacientes com dor relacionada com o câncer, verificou-se que havia diferenças entre os estudos na qualidade metodológica, no modo de TENS utilizada, na duração do tratamento e nos resultados medidos. Somente um estudo testando a viabilidade, e não o verdadeiro efeito,

Quadro 6-2. Tipos de TENS, Duração e Efeito

Tipo de TENS	Tempo de duração	Efeito	Indicação
TENS convencional (teoria das comportas)	20 a 60 minutos, com intervalos de 30 minutos	Estimulação seletiva de fibras (A beta), gerando confortável parestesia (efeito curto) ou pontadas, sem dor ou contração muscular	Dor aguda (superficial) e crônica
TENS acupuntura (teoria farmacológica)	20 a 30 minutos, preconizada uma vez ao dia	Estimulação das fibras nociceptivas (A delta e C) e pequenas fibras motoras, gerando parestesia e contração visível (efeito longo), levando também a liberação de opiáceos endógenos	Dor crônica
TENS breve e intenso (teoria farmacológica)	+/- 15 minutos	Ativação de fibra (a delta e C), levando à diminuição de espasmos e contraturas (efeito temporário)	Junta efeitos da TENS convencional e acupuntura, levando ao efeito analgésico longo (beta endorfinas + inibição pré-sináptica)
TENS Burst (Teoria farmacológica e das comportas)	Mínimo 30 minutos	Junta efeitos da TENS convencional e acupuntura, levando ao efeito analgésico longo (beta endorfinas + inibição pré-sináptica)	Mobilização articular, estiramento mantido ou massagem transversa (condições dolorosas locais)

observou que TENS pode melhorar a dor óssea em pacientes com câncer. Nos outros dois estudos, não houve diferenças significativas entre TENS e um grupo-controle, entretanto, um dos estudos foi de baixa intensidade. Poucos efeitos adversos foram relatados. Os autores concluíram que não havia evidência suficiente para indicar a TENS no controle da dor.[6]

Vários estudos e consensos sobre dor oncológica sustentam a efetividade da TENS em pacientes oncológicos, entretanto, também existe um grande número de estudos que discute o real benefício dessa técnica.[2,5,11] Algumas das dificuldades de comparação desses artigos são a grande diferença metodológica aplicada, o número de participantes ser pequeno e as próprias características multifatoriais da dor.

Massoterapia

Um recurso complementar ao tratamento da dor, a massagem é definida como técnica em que as mãos são usadas para manipular tecidos moles do corpo, por meio da aplicação rítmica de pressão e estiramento. Tem como objetivo produzir efeitos sobre os sistemas vascular, muscular e nervoso, proporcionando o alívio da dor.[14] Utilizam-se movimentos de deslizamento, amassamento, fricção, percussão, compressão e vibração, com o auxílio de óleos e cremes. Não deve ser utilizada em áreas com lesão de pele, óssea ou se causar dor.[5] No caso de massoterapia em paciente onco-hematológico, deve-se ter cuidado com a pressão a ser usada, em razão do risco de hematomas; por causa da plaquetopenia, recomenda-se que a pressão seja suave e os movimentos, lentos.

Alguns benefícios da massagem são relaxamento muscular, diminuição do estresse e da ansiedade, e redução de náusea e vômitos gerados pelas medicações antineoplásicas.[1]

Em um estudo realizado a respeito de terapias complementares e alternativas para tratar a dor oncológica, foram incluídas três revisões sistemáticas que abordavam a reflexologia como tratamento adjuvante para dor. Todos os estudos mostraram que a reflexologia pode ser uma alternativa na redução da dor.[15] Uma metanálise foi realizada com o objetivo de investigar a massagem em pacientes com dor oncológica, comparando o uso de massagem com tratamento convencional ou o não uso da massagem. Foram incluídos 12 estudos, 3 ensaios clínicos não randomizados e 9 ensaios clínicos randomizados. Diversos tipos de massagens foram citados nos artigos, como massagem corporal, reflexologia nos pés e massoterapia com aromas. O resultado revelou significativa redução da dor com massagem.[14]

Crioterapia

O uso da crioterapia no tratamento da dor é bem conhecido e difundido, provavelmente por se tratar de um recurso de fácil aplicação e baixo custo. Apesar de alguns autores indicarem estudos com a aplicação de crioterapia em pacientes oncológicos, tanto os resultados quanto sua eficácia são inconclusivos.[2] Fazendo uma análise do uso da crioterapia no controle da dor inflamatória e sabendo de sua ação vasoconstritora, pode-se pensar nos seus benefícios em pacientes oncológicos com dores musculoesqueléticas.[1] O recomendado para uso é a aplicação superficial de bolsas e hidrocoloides, em torno de 15ºC, durante 15 minutos, de 2 a 3 vezes/dia.[5]

Calor

Tem como objetivo o relaxamento muscular; o calor superficial (bolsa térmica ou compressa de parafina) pode ser aplicado em pacientes oncológicos. Assim como a crioterapia, o uso do calor deve ser evitado em áreas com alteração de sensação térmica, em áreas de insuficiência vascular e tecidos lesionados por radioterapia.[1] Recomenda-se aplicar calor no local à temperatura entre 40 e 45ºC durante 20 a 30 minutos, de 3 a 4 vezes/dia.[5]

Exercícios

A dor em paciente oncológico leva à diminuição de atividade física e movimentação, acarretando, com o passar do tempo, na diminuição da força muscular, capacidade aeróbica e flexibilidade, levando à síndrome de imobilização. Por esse motivo, o paciente oncológico deve estar ciente da necessidade de realizar exercícios.

Caminhada, ciclismo, treino de resistência e treino de força são alguns dos tipos dos exercícios abordados no tratamento do paciente oncológico com dor. Em uma metanálise, verificou-se melhora estatisticamente significativa na função física do grupo de exercícios físicos (aeróbico e de resistência).[6,16] Afirma-se que o exercício aliado à massagem reduz a dor e melhora o humor em pacientes terminais.[16]

Acupuntura

A acupuntura é uma técnica milenar chinesa que tem como objetivo a terapia e a cura das enfermidades pela aplicação de estímulos pela pele, com a inserção de agulhas em pontos específicos. A acupuntura é citada por diversos autores como tratamento complementar no controle da dor oncológica. Entretanto, a discussão a respeito da real eficácia do método ainda não foi sanada.[9]

No Ambulatório de Acupuntura do ICESP, a dor é o principal motivo de encaminhamento, sendo realizados tratamentos com 7 a 10 sessões, 1 a 2 vezes/semana, e os pontos trabalhados são BL-60, BL-62, LI-4, SI-3, GV-20, GB-34, SP-3, SP-4 e SP6.[12]

Uma recente revisão realizada em cinco ensaios clínicos randomizados, examinando a eficácia da acupuntura na redução da dor oncológica, concluiu que os dados eram insuficientes para determinar a eficácia.[6]

Uma metanálise foi feita com 35 estudos a respeito de terapias complementares na dor no paciente com câncer; quatro abordavam a acupuntura como forma de tratamento. Um deles mostrou que a acupuntura combinada com analgésicos comparada a somente analgésicos pode ter melhor efeito. Em outro, foi comparado o uso da acupuntura com medicamento e com acupuntura falsa, não mostrando diferença entre os tratamentos.[12] No que se refere à duração do efeito analgésico do tratamento, existem estudos que defendem que a terapia com analgésico adicionada à acupuntura apresenta efeito mais duradouro.[10]

Um grupo chinês realizou uma análise qualitativa em sete ensaios clínicos randomizados abrangendo o total de 634 pacientes com diversos tipos de câncer (pulmão, estômago, mama, fígado, pâncreas, esôfago, bexiga, colorretal, vesícula biliar e metástase ganglionar). Em um dos estudos observou-se que a acupuntura auricular foi significativamente superior ao placebo no alívio da dor. Os outros seis estudos – de baixa qualidade – mostraram que a acupuntura tem alguns efeitos positivos quando comparada a outras terapias.[14]

REFERÊNCIAS BIBLIOGRÁFICAS

1. Sampaio LR, Moura CV de M, Resende MA. Recursos fisioterapêuticos no controle da dor oncológica: revisão de literatura. *Rev Bras Cancerol* 2005 Out/Nov/Dez;51(4):339-346.
2. Swarm R, Abernethy AP, Anghelescu DL, Benedetti C, Blinderman CD, Boston B *et al.* Adult cancer pain. *J Natl Compr Canc Netw* 2010;8(9):1046-1086.
3. Martinez KA, Aslakson RA, Wilson RF, Apostol CC, Fawole OA, Lau BD *et al.* A systematic review of health care interventions for pain in patients with advanced cancer. *Am J Hosp Palliat Med* 2014 Feb;31(1):79-86.
4. Wiermann EG, Diz MPE, Caponero R, Lages PSM, Araujo CZS, Bettega RTC *et al.* Consenso brasileiro sobre manejo da dor relacionada ao câncer. *Rev Bras Oncol Clin* 2014 Out/Nov/Dez;10(38):132-143.
5. Instituto Nacional De Câncer. Cuidados paliativos oncológicos: controle da dor. Rio de Janeiro: INCA; 2001.
6. Paice JA, Portenoy R, Lacchetti C, Campbell T, Cheville A, Citron M *et al.* Management of chronic pain in survivors of adult cancers: American Society of Oncology Clinical Practice Guideline. *J Clin Oncol* 2016 Sep;34(27):3325-3345.
7. Academia Nacional De Cuidados Paliativos. Manual de cuidados paliativos. ANPC; 2012.
8. Twycross R. Cuidados paliativos. Lisboa: Climepsi Editores; 2001.
9. Scottish Intercollegiate Guidelines Network. Control of pain in adults with câncer. Edinburgh: SIGN; 2008.
10. Hu C *et al.* Acupuncture for pain management in câncer: a systematic review and meta-analysis. Evidence-based complementary and alternative medicine, New York, v. 2016, 2016.
11. Brito CMM *et al.* Manual de reabilitação em oncologia do ICESP. Barueri, SP: Manole; 2014.
12. Pena R, Barbosa LA, Ishikawa NM. Estimulação elétrica transcutânea do nervo (TENS) na dor oncológica: uma revisão da literatura. *Rev Bras Cancerol* 2008 Abr/Maio/Jun;54(2):193-9.
13. Lee SH, Kim JY, Yeo S, Kim SH, Lim S *et al.* Meta-analysis of massage therapy on cancer pain. *Integr Cancer Ther* 2015 Jul;4(4):297-304.
14. Pan CX, Morrison RS, Ness J, Fugh-Berman A, Leipzig RM. Complementary and alternative medicine in the management of pain, dyspnea, and náusea and vomiting near the end of life: a systematic review. *J Pain Symptom Manage* 2000 Nov;20(5):374-387.
15. Salakari MR, Surakka T, Nurminen R, Pylkkänen L. Effects of rehabilitation among patients with advances câncer: a systematic review. *Acta Oncol* 2015 May;54(5):618-628.
16. Pen H, Peng HD, Xu L, Lao LX. Efficacy of acupuncture in treatment of cancer pain: a systematic review. *Zhong Xi Yi Jie He Xue Bao* 2010;8(6):501-509.

FADIGA

CAPÍTULO 7

Erika Cavalheiro Skupien

A fadiga relacionada com o câncer é definida como um conjunto de sintomas físicos, emocionais e cognitivos debilitantes que levam à exaustão ou, ainda, pode ser definida como uma sensação subjetiva de cansaço, fraqueza ou perda de energia. Pode ser ampliada para dados empíricos como a verbalização de cansaço, canseira e/ou exaustão.[1]

O Consenso Brasileiro de Fadiga define fadiga como "uma sensação subjetiva e persistente de cansaço, exaustão física, emocional e/ou cognitiva, desproporcional à atividade recente, que não melhora com repouso e sono e que interfere nas atividades de vida cotidiana".[1]

Pode, ainda, ser definida como um sentimento angustiante, persistente e subjetivo de cansaço físico, emocional e cognitivo de exaustão associado ao tratamento do câncer que não é proporcional à atividade recente, não restaurada com o repouso e interferindo nas atividades de vida diária.[2]

Pode ocorrer em qualquer etapa do tratamento, seja no término ou em estágios avançados da doença, não melhorando com o repouso ou a interrupção da ação fatigante, podendo se tornar crônica.[1] Relata-se, concomitantemente, outros fatores como dor, anemia e alterações do sono, que levam ao prejuízo na qualidade de vida. Verifica-se em 60 a 90% dos pacientes em tratamento para o câncer ou após o tratamento.[1,3]

Apresenta uma prevalência de até 96% durante a quimioterapia, radioterapia ou após a cirurgia, levando ao comprometimento severo da capacidade física, o que contribui, de forma negativa, na autoestima e na qualidade de vida do paciente.[5] Em um estudo envolvendo 1.569 pacientes com câncer que receberam quimioterapia e/ou radioterapia, a fadiga foi relatada em 80% dos casos.

A causa da fadiga associada ao câncer pode estar relacionada com o aumento da carga de citocinas pró-inflamatórias (IL1, IL6, TNF e interferon), importantes mediadores da caquexia, anemia, febre e infecção. Pode, também, estar relacionada com o metabolismo da serotonina no cérebro. Pode ser agravada ou facilitada por anemia, infecção, febre, desidratação, distúrbios eletrolíticos, caquexia, distúrbios hormonais, depressão, ansiedade, distúrbios do sono, desregulação do mecanismo hipotálamo-hipofisário-suprarrenal genético, quimioterapia, radioterapia e uso de medicamentos, como os opioides.[1]

Os próprios efeitos do câncer sobre o organismo e o tratamento sobre o sistema nervoso central parecem influenciar a fadiga, além do metabolismo energético muscular, sono, ritmo circadiano, mediadores inflamatórios e de estresse.[2]

DIAGNÓSTICO E AVALIAÇÃO

Segundo orientações do *National Comprehensive Cancer Network* (NCCN), os pacientes com câncer devem ser investigados para fadiga desde o início de seu tratamento e a cada aplicação da quimioterapia. Existem vários instrumentos para investigação e abordagem da fadiga relacionada com o câncer, mas nenhum se apresenta como única modalidade.[2]

O NCCN orienta a realização da avaliação em 4 fases: triagem, avaliação primária, intervenção e reavaliação. Na primeira fase deve-se rastrear a fadiga e, quando presente, avalia-se o nível de intensidade. Se o nível for moderado a severo, a avaliação deve ser intensificada com exames físicos e avaliação dos fatores que, frequentemente, estão associados à fadiga como dor, fatores emocionais (depressão e ansiedade), distúrbios do sono, déficits nutricionais, decréscimo no estado funcional, inatividade física e descondicionamento, efeitos de medicações (sedação), comorbidades (cardiopatia, distúrbios endócrinos, neuropatia, pneumopatia).[3]

A fadiga é considerada um sintoma subjetivo e de difícil mensuração, assim como a dor. Nesse ponto é importante que o fisioterapeuta confie na descrição da fadiga e no sofrimento associado fornecido pelo paciente.[2,3]

Para se fazer o diagnóstico de fadiga, foram desenvolvidos alguns esquemas que auxiliam na quantificação. Dessa forma, a Associação Brasileira de Cuidados Paliativos (ABCP) sugere que o profissional faça as perguntas ao paciente a fim de investigar a fadiga (Fig. 7-1). Pelo menos três respostas afirmativas indicam a presença de fadiga. Após o indicativo positivo de fadiga, o Consenso Brasileiro de Fadiga elaborou um fluxograma que auxilia na avaliação do quadro (Fig. 7-2).[1]

Formas simples e rápidas de avaliação são a Escala Análoga Visual de Fadiga e o Inventário Breve de Fadiga (ainda não validado para língua portuguesa) (Fig. 7-3).

Um instrumento muito utilizado que avalia fadiga e tem validação no Brasil é o pictograma de Mota (Fig. 7-4); é confiável e fácil de usar para avaliar fadiga em câncer. Avalia fadiga em dois blocos de figuras: quanto à intensidade e ao impacto nas atividades de vida diária. Não há pontos de corte para o diagnóstico ou classificação da intensidade de fadiga.[4]

CAPÍTULO 7 ▪ FADIGA

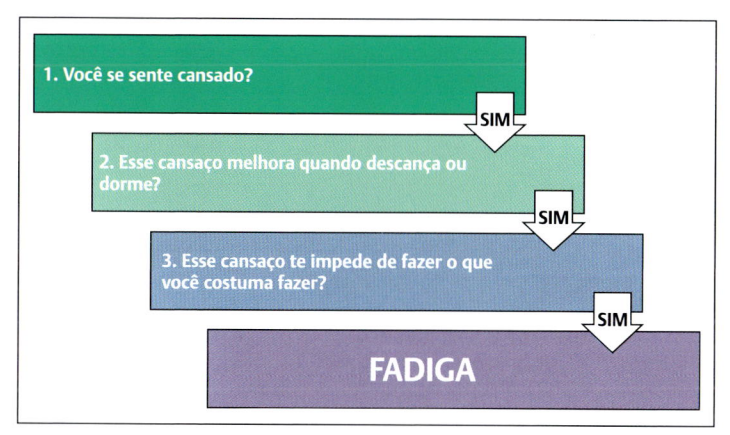

Fig. 7-1. Perguntas para o diagnóstico de fadiga. (Fonte: Consenso Brasileiro de Fadiga, 2010.[3])

1. Você se sente cansado? → SIM
2. Esse cansaço melhora quando descança ou dorme? → SIM
3. Esse cansaço te impede de fazer o que você costuma fazer? → SIM
→ **FADIGA**

Diagnóstico de fadiga — SIM

Avaliação inicial — Clínica ou pesquisa
- Escala numérica de fadiga (0 a 10) Se ≥ 5
- Pictograma de fadiga (palavras e figuras) Intensidade e prejuízo às atividades
- Dutch Fatigue Scale (xx) Se > 14,5 fadiga substancial

Avaliação inicial — Pesquisa
- Escala de fadiga de Piper - Revisada
ou
Outra escala multimensional

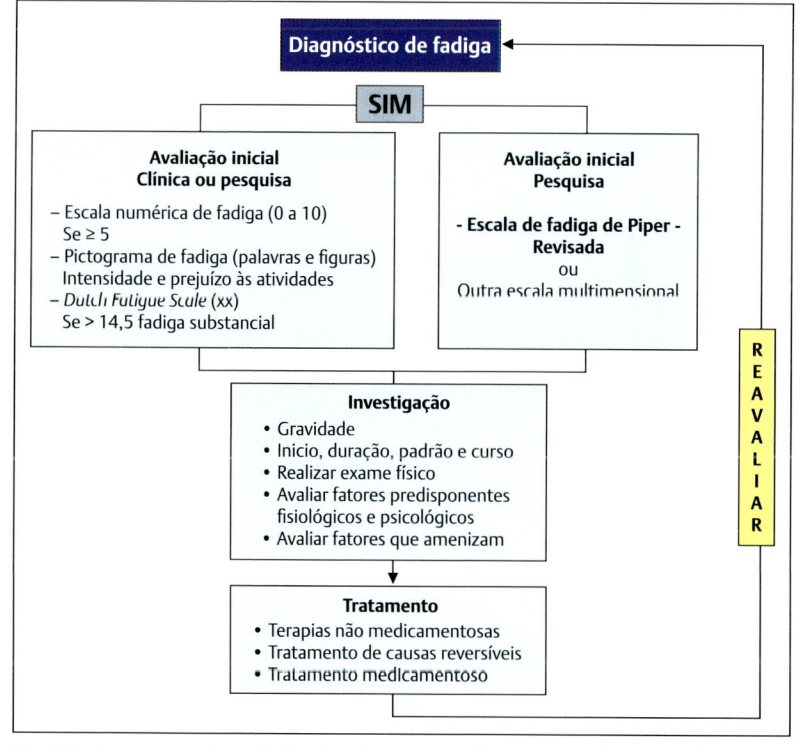

Investigação
- Gravidade
- Inicio, duração, padrão e curso
- Realizar exame físico
- Avaliar fatores predisponentes fisiológicos e psicológicos
- Avaliar fatores que amenizam

Tratamento
- Terapias não medicamentosas
- Tratamento de causas reversíveis
- Tratamento medicamentoso

REAVALIAR

Fig. 7-2. Fluxograma de avaliação de fadiga. (Fonte: Consenso Brasileiro de Fadiga, 2010.[3])

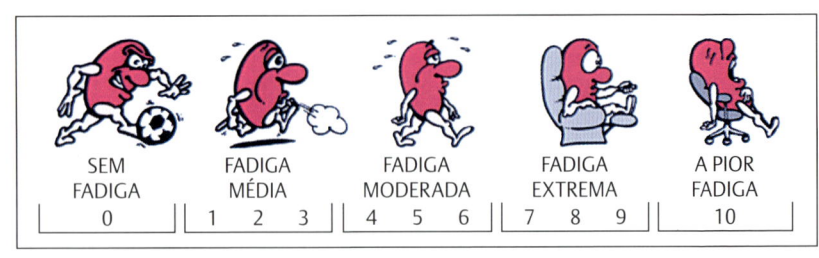

Fig. 7-3. Escala numérica de fadiga. (Fonte: Adaptada de LLS, 2016.[5])

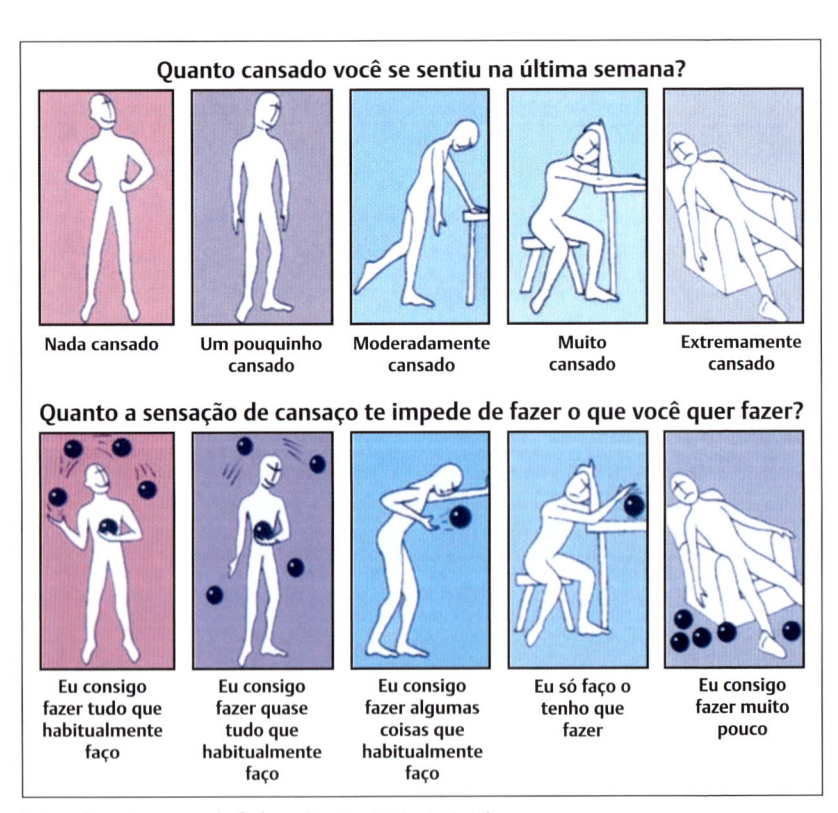

Fig. 7-4. Pictograma de fadiga. (Fonte: Mota, 2009.[6])

A Escala de Piper modificada tem-se mostrado um bom instrumento de avaliação composto por 22 itens quantitativos e 5 itens qualitativos organizados em quatro subescalas que avaliam quatro dimensões de fadiga (Quadro 7-1): sensorial (5 itens), afetivo (5 itens), cognitivo (6 itens) e comportamental (6 itens), totalizando uma pontuação de 0 a 10 pontos constituída pela soma dos valores de todas as questões aplicadas pelo paciente, dividida pelo número de questões respondidas, constatando a gravidade, a duração, o padrão e o curso da fadiga conforme o Quadro 7-2.

Quadro 7-1. Modelo da Escala de Fadiga de Piper Revisada[7]

Para cada questão a seguir, circule o número que melhor descreve a fadiga que você está sentindo AGORA. Por favor, esforce-se para responder cada questão da melhor maneira possível

1. Há quanto tempo você está sentindo fadiga? (Assinale somente UMA das opções de intervalo)

   Dias _____ Semanas _____ Meses _____ Horas _____ Minutos _____

   Outro (por favor, descreva): _____

2. Quanto estresse a fadiga que você sente agora causa?

   Nenhum estresse   Muito estresse

   0   1   2   3   4   5   6   7   8   9   10

3. Quanto a fadiga interfere na sua capacidade de completar suas atividades de trabalho ou escolares?

   Nada   Muito

   0   1   2   3   4   5   6   7   8   9   10

4. Quanto a fadiga interfere na sua habilidade de visitar ou estar junto de seus amigos?

   Nada   Muito

   0   1   2   3   4   5   6   7   8   9   10

5. Quanto a fadiga interfere na sua habilidade de ter atividade sexual?

   Nada   Muito

   0   1   2   3   4   5   6   7   8   9   10

6. De modo geral, quanto a fadiga interfere na capacidade de realizar qualquer tipo de atividade de que você gosta?

   Nada   Muito

   0   1   2   3   4   5   6   7   8   9   10

(Continua)

Quadro 7-1. *(Cont.)* Modelo da Escala de Fadiga de Piper Revisada

7. Como você descreveria a intensidade ou a magnitude da fadiga que está sentindo agora?

Nada   Muito

0   1   2   3   4   5   6   7   8   9   10

8. Como você descreveria a fadiga que está sentindo agora?

Agradável   Desagradável

0   1   2   3   4   5   6   7   8   9   10

Aceitável   Inaceitável

0   1   2   3   4   5   6   7   8   9   10

Destruidora   Protetora

0   1   2   3   4   5   6   7   8   9   10

Negativa   Positiva

0   1   2   3   4   5   6   7   8   9   10

Anormal   Normal

0   1   2   3   4   5   6   7   8   9   10

9. Quanto você está se sentindo...?

Forte   Fraco

0   1   2   3   4   5   6   7   8   9   10

10. Quanto você está se sentindo...?

Acordado   Sonolento

0   1   2   3   4   5   6   7   8   9   10

11. Quanto você está se sentindo...?

Com vida   Apático

0   1   2   3   4   5   6   7   8   9   10

12. Quanto você está se sentindo...?

Com vigor   Cansado

0   1   2   3   4   5   6   7   8   9   10

13. Quanto você está se sentindo...?

Com energia   Sem energia

0   1   2   3   4   5   6   7   8   9   10

7. Marcucci FCI. O papel da fisioterapia nos cuidados paliativos a pacientes com câncer. *Rev Bras Cancerol* 2005;51(1):67-77.
8. Campos MPO *et al*. Fadiga relacionada ao câncer: uma revisão. *Rev Assoc Med Bras* 2011;57(2):211-9.

SÍNDROME DO IMOBILISMO

CAPÍTULO 8

Erika Cavalheiro Skupien
Paula Camilla Tonini

O paciente com câncer hematológico frequentemente é submetido a longos períodos de terapia e recomendações para repouso, causando imobilidade e resultando na redução do seu nível de condicionamento físico. Essa recomendação está parcialmente ligada à redução no número de plaquetas (plaquetopenia) e de células do sangue.[1]

Os programas de atividade física têm como objetivo desenvolver a força muscular e o senso de propriocepção do movimento, resgatando a amplitude do movimento articular e prevenindo a imobilidade no leito; no entanto, devem levar em consideração o estado funcional e nutricional do paciente.[2]

A pessoa em repouso prolongado favorece o acúmulo de secreção pulmonar, que costuma ser frequente por causa da diminuição da movimentação do transporte mucociliar e do enfraquecimento da tosse.[3] A imobilização do sistema musculoesquelético gera alterações em todos os tipos de tecidos envolvidos, nos músculos, nas fibras de colágeno, na junção miotendinosa, nos ligamentos e no tecido conjuntivo. Os primeiros músculos a serem afetados pelo longo período de repouso são os antigravitacionais e de contração lenta, como sóleo e eretores da coluna e da cabeça; em seguida são afetados os biarticulares, como gastrocnêmios e reto femoral; os menos afetados são os de contração rápida.[3]

Após uma semana de repouso prolongado, os primeiros sinais deletérios aparecem, como aumento das cisternas, desalinhamento de sarcômeros e diminuição das contrações musculares, gerando fraqueza e hipotonia. Ainda acontecem aumento da fibrose em tecidos periarticulares, diminuição da massa óssea e do líquido sinovial e desorientação das fibras de colágeno.[4]

O imobilismo acomete os sistemas musculoesquelético, gastrointestinal, urinário, cardiovascular, respiratório e cutâneo. Promove o declínio na massa muscular, força e *endurance*, reduzindo pela metade a massa muscular em apenas uma semana de repouso no leito, podendo chegar a 4 a 5% de perda muscular por semana.[5]

A quimioterapia e a radioterapia podem agravar a síndrome do imobilismo gerando osteopenia e osteoporose.³

Para minimizar os efeitos do tempo prolongado no leito e prevenir a instalação da síndrome do imobilismo, que pode ser um agravante no prognóstico do paciente onco-hematológico, a fisioterapia dispõe como recurso a cinesioterapia. Por meio do movimento, utilizam-se recursos e técnicas variadas, incluindo mobilização ativa e passiva, exercícios respiratórios, exercícios para o fortalecimento muscular, reeducação da postura, coordenação motora, equilíbrio, entre outros, tendo como objetivo principal retornar à funcionalidade.⁵

O acúmulo de secreção pulmonar é uma complicação frequente em pacientes acamados, ou restritos ao leito em razão da diminuição da movimentação do transporte mucociliar e enfraquecimento da tosse. A fisioterapia respiratória é um recurso importante no tratamento da síndrome do imobilismo, assim como o fazem patologias pulmonares obstrutivas por meio de percussões, drenagem postural e manobras respiratórias, como tosse assistida conforme avaliação fisioterapêutica.³

Uma revisão da literatura sugere que cinesioterapia deve ser iniciada precocemente, demonstrando resultados favoráveis para reversão da fraqueza muscular. Assim, a fisioterapia pode ser considerada um agente importante na reversão do repouso prolongado no leito.⁴

As intervenções em fisioterapia em oncologia podem interferir nos processos biológicos relacionados com o crescimento do tumor, melhora do sistema imunológico e atenuação dos efeitos metabólicos adversos da imobilidade e da quimioterapia.⁶

REFERÊNCIAS BIBLIOGRÁFICAS

1. Bergenthal N, Will A, Streckmann F, Wolkewitz KD, Monsef I, Engert A et al. Aerobic physical exercise for adult patients with haematological malignancies. *Cochrane Database Syst Rev* 2014;(11):CD009075.
2. Silva AP, Maynard K, Cruz MR. Efeitos da fisioterapia motora em pacientes críticos: uma revisão de literatura. *Rev Bras Ter Intensiva* 2010;22(1):85-9.
3. Florentino DM et al. A fisioterapia no alívio da dor: uma visão reabilitadora em cuidados paliativos. *Revista do Hospital Universitário Pedro Ernesto* 2012;11(abril/junho).
4. Brito CMM et al. *Manual de reabilitação em oncologia do ICESP*. Barueri: Manole; 2014.
5. Furzer BJ, Ackland TR, Wallman KE, Petterson AS, Gordon SM, Wright KE et al. A randomised controlled trial comparing the effects of a 12-week supervised exercise versus usual care on outcomes in haematological cancer patients. *Supp Care Cancer* 2016;24:1697-707.
6. Kalil filho R, Hajjar LA, Bacal F, Hoff PG, Diz M del P, Galas FRBG, et al. I Diretriz Brasileira de Cardio-Oncologia da Sociedade Brasileira de Cardiologia. *Arq Bras Cardiol* 2011;96(2 supl.1):1-52.

CITOPENIA

Camila Reinbold Rezende
Paula Camilla Tonini

O termo citopenia refere-se à diminuição ou deficiência de linhagens celulares sanguíneas. Caracteriza-se por anemia, neutropenia e/ou plaquetopenia. Considera-se citopênico o indivíduo cujos exames atingem os seguintes níveis, em uma ou mais linhagens:

- Hemoglobina < 10 g/dL e hematócrito < 35%.
- Leucócitos < 4.000/mm³; neutrófilos < 2.000/μL.
- Plaquetas < 150.000/mm³.

O termo pancitopenia é empregado quando há déficit nas três linhagens: hemácias, leucócitos e plaquetas.[1] A causa da citopenia no câncer envolve múltiplos fatores, desde efeitos diretos do tumor quanto a mecanismos secundários, como a invasão da medula óssea, processos inflamatórios, efeitos da quimioterapia ou com a radioterapia ou causas hemolíticas autoimunes. Independentemente da causa, a sua ocorrência exerce um efeito importante no organismo do paciente e, consequentemente, uma influência relevante no programa de reabilitação. A anemia reduz a tolerância a exercícios e pode ocasionar sinais e sintomas como angina, tontura e taquicardia. A neutropenia aumenta o risco de infecção, enquanto a plaquetopenia aumenta o risco de hemorragias. Em contrapartida, a síndrome de hiperviscosidade pode levar à hemorragia intracraniana e até à falência respiratória.[1,2]

O fisioterapeuta tem papel importante no manejo de pacientes com baixa contagem celular sanguínea, quebrando o ciclo vicioso ocasionado pela fadiga e imobilidade. Para isso, o profissional deve, ao avaliar inicialmente o paciente, checar exames complementares, como o hemograma, e basear suas condutas de acordo com o nível celular e o quadro clínico apresentado pelo paciente. Portanto, a avaliação de hemoglobina, hematócrito e plaquetas é fundamental para estabelecer uma conduta terapêutica segura e que consiga levar bem-estar, conforto e funcionalidade aos pacientes com câncer hematológico ou distúrbios hematológicos relacionados com o câncer. Com base nessas informações, Cipolat et al. sugerem quais as condutas mais indicadas nessas situações:[3]

- *Plaquetas:* se a contagem de plaquetas estiver entre 20 e 30 mil/mm^3 podem ser realizados exercícios ativos leves, sem resistência. Pacientes com contagem de plaquetas > 30 mil/mm^3 podem fazer exercícios ativos moderados, sem resistência. Com plaquetas > 50 mil mm^3, podem ser realizados exercícios ativos, com resistência.
- *Hemoglobina (Hb) e hematócrito (Ht):* se valores de Hb < 8 g/dL e Ht < 25%, podem ser realizados somente exercícios passivos e/ou atividades rotineiras da vida diária. Com Ht de 25 a 35% e Hb entre 8 e 10 g/dL, podem ser realizadas atividades aeróbicas leves. Para valores de Ht > 35% e Hb > 10 g/dL, são indicados exercícios aeróbicos conforme a capacidade física apresentada pelo paciente.

A maior preocupação do fisioterapeuta no atendimento de pacientes citopênicos é quanto à segurança em casos de plaquetopenia grave (< 30 mil). Em um estudo realizado com um grupo de 12 pacientes (8 completaram o estudo), entre 25 e 66 anos, com problemas hematológicos decorrentes de quimioterapia e com contagem de plaquetas > 20 mil sem utilização de concentrado de plaquetas ou com plaquetopenia < 10 mil transfundidos, os indivíduos foram submetidos a um programa de treino ergométrico supervisionado, no período de 3 meses, 3 vezes/semana, por 15 a 30 minutos. Nenhum paciente apresentou sangramento com plaquetas > 10 mil, tendo a utilização de cinesioterapia recomendação grau B*, ou seja, treino aeróbico supervisionado pode ser seguro em pacientes com câncer e plaquetopenia grave induzida por quimioterapia.[4]

Conclui-se que, durante os períodos de baixa tolerância às atividades, é importante encorajar o paciente para a realização do ortostatismo, dos exercícios de mobilidade articular (alongamento), o fortalecimento muscular e os exercícios aeróbicos e respiratórios, mesmo havendo alterações do ponto de vista hematológico, cabendo ao profissional direcionar com cautela seu programa de reabilitação, para que seus objetivos sejam alcançados com sucesso e segurança para o paciente.

Com relação à reabilitação respiratória, podem ser empregadas técnicas de reexpansão pulmonar e manobras de higiene brônquica, sempre considerando os exames laboratoriais, visto que pacientes com plaquetas < 20 mil/mm^3 apresentam risco de sangramento espontâneo.

REFERÊNCIAS BIBLIOGRÁFICAS

1. Kimura AA et al. Cuidados em pacientes citopênicos. In: Brito CMM et al. (Eds.). Manual de reabilitação em oncologia do ICESP. Barueri: Manole; 2014. p. 698-704.

2. Beers MH, Berkow R (Eds.). *Hematologia e oncologia*, 17. ed. Manual Merk. (Acesso em 12 set 2016). Disponível em: http://www.msdlatinamerica.com/profissionais_da_saude/manual_merck/secao_11/secao_11_135.html.
3. Cipolat S, Pereira BB, Ferreira FV. Fisioterapia em pacientes com leucemia: revisão sistemática. *Rev Bras Cancerol* 2011;2(57):229-36.
4. Elter T, Stipanov M, Heuser E, von Bergwelt-Baildon M, Bloch W, Hallek M *et al.* Is physical exercise possible in patients with critical cytopenia undergoing intensive chemotherapy for acute leukaemia or aggressive lymphoma? *Int J Hematol* 2009;2(90):199-204.

Quadro 7-1. *(Cont.)* Modelo da Escala de Fadiga de Piper Revisada

14. Quanto você está se sentindo...?

   Paciente   Impaciente
   0   1   2   3   4   5   6   7   8   9   10

15. Quanto você está se sentindo...?

   Relaxado   Tenso
   0   1   2   3   4   5   6   7   8   9   10

16. Quanto você está se sentindo...?

   Extremamente feliz   Deprimido
   0   1   2   3   4   5   6   7   8   9   10

17. Quanto você está se sentindo...?

   Capaz de se concentrar   Incapaz de se concentrar
   0   1   2   3   4   5   6   7   8   9   10

18. Quanto você está se sentindo...?

   Capaz de se lembrar   Incapaz de se lembrar
   0   1   2   3   4   5   6   7   8   9   10

19. Quanto você está se sentindo...?

   Capaz de pensar com clareza   Incapaz de pensar com clareza
   0   1   2   3   4   5   6   7   8   9   10

20. De modo geral, o que você acha que contribui ou causa a sua fadiga?

21. De modo geral, o que mais alivia a sua fadiga é:

22. Existe mais alguma coisa que você gostaria de dizer para descrever melhor sua fadiga?

23. Você está sentindo qualquer outro sintoma agora?

   ( ) Não ( ) Sim. Neste caso, por favor, descreva: _____

Quadro 7-2. Graduação da Fadiga[4]

Pontuação	Fadiga
0	Ausência
> 3	Leve
≥ 3 < 6	Moderada
≥ 6	Grave

FADIGA RELACIONADA COM O CÂNCER E FISIOTERAPIA

Em decorrência do avanço no tratamento do câncer houve aumento no número de pessoas que vivem ou convivem com sequelas advindas da doença e seu tratamento, entre elas a fadiga, tem-se tornado um desafio aos profissionais de saúde.[3] O repouso pode ser necessário em determinado momento, mas não deve ser estimulado durante o tratamento e evolução da doença, ou a fadiga será perpetuada e agravada em seus sintomas. É importante estabelecer um equilíbrio entre a atividade física e a conservação de energia.[7] A medida mais eficaz para tratar e combater a fadiga relacionada com o câncer (FRC) está na realização regular de exercícios.

Estudos mostram, de forma consistente, benefícios ao realizar essa prática, como a melhora da qualidade de vida, do condicionamento físico, da capacidade funcional, redução de estresse, entre outros sintomas.[9]

As atividades devem ser realizadas pelo menos três vezes na semana por 30 minutos, de preferência sob a supervisão e/ou orientação do fisioterapeuta especialista em oncologia, além das atividades funcionais como jardinagem, dança ou outros *hobbies* que o paciente tenha.[7]

O próprio tratamento para o câncer hematológico leva a um quadro de descondicionamento físico e estresse emocional, sendo o exercício físico uma intervenção clínica efetiva na reversão deletéria que o tratamento acarreta.[7] Bergenthal (2014)[1] sugere que o exercício aeróbico pode ser realizado com segurança imediatamente após altas doses de quimioterapia e pode prevenir a perda de desempenho físico. Dados sugerem que os exercícios curtos aumentam o desempenho físico em períodos de neutropenia, trombocitopenia e hospitalização.

Trinta e sete pacientes com câncer hematológico participaram de um estudo clínico randomizado e foram divididos em grupo-intervenção e grupo com cuidados usuais. Foram avaliados, pré e pós-intervenção, fadiga relacionada com o câncer, qualidade de vida, estado psicológico, condicionamento cardiovascular, índice de massa corporal e força muscular. O programa incluía exercícios aeróbicos e de resistência 3 vezes/semana, durante 12 semanas. O grupo-intervenção apresentou melhora significativa na FRC, no condicionamento cardiovascular e na composição corporal. O grupo de cuidados usuais recebeu treinamento após o término das avaliações e igualou-se ao grupo-intervenção. Gracey (2016) avaliou eficácia, aceitabilidade e tolerância para pacientes com fadiga relacionada com o câncer em um programa de reabilitação. Dezoito participantes entre 40 e 83 anos realizaram, por 8 semanas, exercícios semiestruturados na academia, exercícios de fortalecimento muscular, acompanhamento nutricional e apoio psicológico. Todos foram avaliados quanto à fadiga como desfecho primário, e condicionamento físico, avaliação da prega tricipital e depressão como desfechos secundários. Ao final, a intervenção foi classificada como benéfica e a ação multidisciplinar, positiva sobre o objetivo primário e secundário.[8]

Pacientes hospitalizados para tratamento quimioterápico com leucemia mieloide aguda (LMA) e FRC participaram de um estudo randomizado controlado que avaliou o efeito da caminhada. Eles foram divididos em dois grupos: um realizou caminhadas de 12 minutos, 5 dias/semana, durante 3 semanas consecutivas; o grupo-controle recebeu orientações e cuidados-padrão durante a internação. Foram avaliados segundo os critérios: intensidade da fadiga, interferência nas atividades de vida diária, ansiedade, depressão e distância percorrida, no D1 (1º dia), D7, D14 e D21 da quimioterapia. Em todos os parâmetros, houve melhora e resultados significativamente positivos no grupo-intervenção, concluindo-se ser viável e seguro um programa de reabilitação com caminhada para fadiga durante o período de quimioterapia.[4]

A educação ao paciente faz parte do tratamento para fadiga, e as técnicas de conservação de energia são fortes aliadas que amenizam seu impacto sobre suas atividades pessoais, laborais e recreacionais, impactando na sua qualidade de vida (Fig. 7-5). O planejamento e a organização das atividades que o paciente realizará no decorrer do dia devem ser conversados e orientados, quando necessário, com o auxílio de outra pessoa para execução.[7]

As intervenções para a conservação de energia orientam, de forma individual, qual atividade o paciente deve priorizar de acordo com seus objetivos, sendo importante a identificação pelo fisioterapeuta de recursos ou membros da família bem como cuidadores que possam auxiliar nessa economia de energia. Delegar funções, organizar as atividades em horários mais adequados, utilizar dispositivos auxiliares (cadeira de rodas, andadores, muleta), planejar as atividades do dia de modo que as que demandam maior energia sejam alternadas com as de menor demanda.[2]

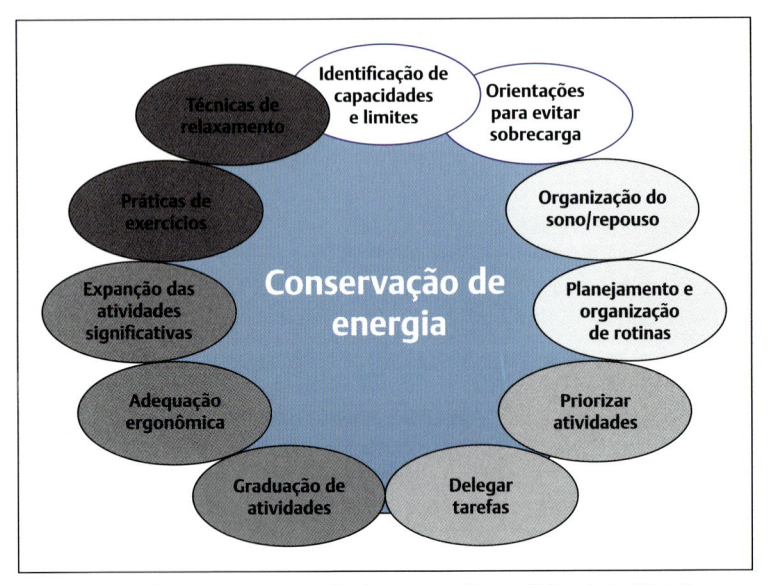

Fig. 7-5. Estratégias para conservação de energia. (Fonte: Brito et al., 2014.[7])

O tratamento da fadiga é contínuo e deve ser reavaliado e adaptado à realidade de cada paciente. O fisioterapeuta como membro da equipe que tratará a fadiga deve estar atento a toda solicitação e queixa do paciente para que sejam prontamente identificados os fatores fatigáveis e, então, tratados de forma resolutiva.

REFERÊNCIAS BIBLIOGRÁFICAS

1. Bergenthal N, Will A, Streckmann F, Wolkewitz KD, Monsef I, Engert A et al. Aerobic physical exercise for adult patients with haematological malignancies. *Cochrane Database of Syst Rev* 2014;11(11):CD009075.
2. Berger AM et al. Cancer-related fatigue, Version 2.2015. Clinical practice guidelines in oncology. J *Nat Compr Canc Netw (NCCN)* 2015;Oct. 16.
3. Associação Brasileira de Cuidados Paliativos. Consenso Brasileiro de Fadiga. *Ass Bras Cuid Paliativos* 2010;3(2):supl 1.
4. Brito CMM et al. *Manual de reabilitação em oncologia do ICESP*. Barueri: Manole; 2014.
5. Leukemia & Lymphoma Society. *Fatigue scale*. (Acesso em jul de 2016). Disponível em: http://www.lls.org.
6. Mota DDCF, Pimenta CAM, Fitch MI. Pictograma de fadiga: uma alternativa para avaliação da intensidade e impacto da fadiga. *Rev Esc Enferm USP* 2009;43:1080-7.

CITOPENIA

Camila Reinbold Rezende
Paula Camilla Tonini

O termo citopenia refere-se à diminuição ou deficiência de linhagens celulares sanguíneas. Caracteriza-se por anemia, neutropenia e/ou plaquetopenia. Considera-se citopênico o indivíduo cujos exames atingem os seguintes níveis, em uma ou mais linhagens:

- Hemoglobina < 10 g/dL e hematócrito < 35%.
- Leucócitos < 4.000/mm³; neutrófilos < 2.000/µL.
- Plaquetas < 150.000/mm³.

O termo pancitopenia é empregado quando há déficit nas três linhagens: hemácias, leucócitos e plaquetas.[1] A causa da citopenia no câncer envolve múltiplos fatores, desde efeitos diretos do tumor quanto a mecanismos secundários, como a invasão da medula óssea, processos inflamatórios, efeitos da quimioterapia ou com a radioterapia ou causas hemolíticas autoimunes. Independentemente da causa, a sua ocorrência exerce um efeito importante no organismo do paciente e, consequentemente, uma influência relevante no programa de reabilitação. A anemia reduz a tolerância a exercícios e pode ocasionar sinais e sintomas como angina, tontura e taquicardia. A neutropenia aumenta o risco de infecção, enquanto a plaquetopenia aumenta o risco de hemorragias. Em contrapartida, a síndrome de hiperviscosidade pode levar à hemorragia intracraniana e até à falência respiratória.[1,2]

O fisioterapeuta tem papel importante no manejo de pacientes com baixa contagem celular sanguínea, quebrando o ciclo vicioso ocasionado pela fadiga e imobilidade. Para isso, o profissional deve, ao avaliar inicialmente o paciente, checar exames complementares, como o hemograma, e basear suas condutas de acordo com o nível celular e o quadro clínico apresentado pelo paciente. Portanto, a avaliação de hemoglobina, hematócrito e plaquetas é fundamental para estabelecer uma conduta terapêutica segura e que consiga levar bem-estar, conforto e funcionalidade aos pacientes com câncer hematológico ou distúrbios hematológicos relacionados com o câncer. Com base nessas informações, Cipolat et al. sugerem quais as condutas mais indicadas nessas situações:[3]

- **Plaquetas:** se a contagem de plaquetas estiver entre 20 e 30 mil/mm³ podem ser realizados exercícios ativos leves, sem resistência. Pacientes com contagem de plaquetas > 30 mil/mm³ podem fazer exercícios ativos moderados, sem resistência. Com plaquetas > 50 mil mm³, podem ser realizados exercícios ativos, com resistência.
- **Hemoglobina (Hb) e hematócrito (Ht):** se valores de Hb < 8 g/dL e Ht < 25%, podem ser realizados somente exercícios passivos e/ou atividades rotineiras da vida diária. Com Ht de 25 a 35% e Hb entre 8 e 10 g/dL, podem ser realizadas atividades aeróbicas leves. Para valores de Ht > 35% e Hb > 10 g/dL, são indicados exercícios aeróbicos conforme a capacidade física apresentada pelo paciente.

A maior preocupação do fisioterapeuta no atendimento de pacientes citopênicos é quanto à segurança em casos de plaquetopenia grave (< 30 mil). Em um estudo realizado com um grupo de 12 pacientes (8 completaram o estudo), entre 25 e 66 anos, com problemas hematológicos decorrentes de quimioterapia e com contagem de plaquetas > 20 mil sem utilização de concentrado de plaquetas ou com plaquetopenia < 10 mil transfundidos, os indivíduos foram submetidos a um programa de treino ergométrico supervisionado, no período de 3 meses, 3 vezes/semana, por 15 a 30 minutos. Nenhum paciente apresentou sangramento com plaquetas > 10 mil, tendo a utilização de cinesioterapia recomendação grau B*, ou seja, treino aeróbico supervisionado pode ser seguro em pacientes com câncer e plaquetopenia grave induzida por quimioterapia.[4]

Conclui-se que, durante os períodos de baixa tolerância às atividades, é importante encorajar o paciente para a realização do ortostatismo, dos exercícios de mobilidade articular (alongamento), o fortalecimento muscular e os exercícios aeróbicos e respiratórios, mesmo havendo alterações do ponto de vista hematológico, cabendo ao profissional direcionar com cautela seu programa de reabilitação, para que seus objetivos sejam alcançados com sucesso e segurança para o paciente.

Com relação à reabilitação respiratória, podem ser empregadas técnicas de reexpansão pulmonar e manobras de higiene brônquica, sempre considerando os exames laboratoriais, visto que pacientes com plaquetas < 20 mil/mm³ apresentam risco de sangramento espontâneo.

REFERÊNCIAS BIBLIOGRÁFICAS

1. Kimura AA et al. Cuidados em pacientes citopênicos. In: Brito CMM et al. (Eds.). Manual de reabilitação em oncologia do ICESP. Barueri: Manole; 2014. p. 698-704.

A quimioterapia e a radioterapia podem agravar a síndrome do imobilismo gerando osteopenia e osteoporose.[3] Para minimizar os efeitos do tempo prolongado no leito e prevenir a instalação da síndrome do imobilismo, que pode ser um agravante no prognóstico do paciente onco-hematológico, a fisioterapia dispõe como recurso a cinesioterapia. Por meio do movimento, utilizam-se recursos e técnicas variadas, incluindo mobilização ativa e passiva, exercícios respiratórios, exercícios para o fortalecimento muscular, reeducação da postura, coordenação motora, equilíbrio, entre outros, tendo como objetivo principal retornar à funcionalidade.[5]

O acúmulo de secreção pulmonar é uma complicação frequente em pacientes acamados, ou restritos ao leito em razão da diminuição da movimentação do transporte mucociliar e enfraquecimento da tosse. A fisioterapia respiratória é um recurso importante no tratamento da síndrome do imobilismo, assim como o fazem patologias pulmonares obstrutivas por meio de percussões, drenagem postural e manobras respiratórias, como tosse assistida conforme avaliação fisioterapêutica.[3]

Uma revisão da literatura sugere que cinesioterapia deve ser iniciada precocemente, demonstrando resultados favoráveis para reversão da fraqueza muscular. Assim, a fisioterapia pode ser considerada um agente importante na reversão do repouso prolongado no leito.[4]

As intervenções em fisioterapia em oncologia podem interferir nos processos biológicos relacionados com o crescimento do tumor, melhora do sistema imunológico e atenuação dos efeitos metabólicos adversos da imobilidade e da quimioterapia.[6]

REFERÊNCIAS BIBLIOGRÁFICAS

1. Bergenthal N, Will A, Streckmann F, Wolkewitz KD, Monsef I, Engert A et al. Aerobic physical exercise for adult patients with haematological malignancies. *Cochrane Database Syst Rev* 2014;(11):CD009075.
2. Silva AP, Maynard K, Cruz MR. Efeitos da fisioterapia motora em pacientes críticos: uma revisão de literatura. *Rev Bras Ter Intensiva* 2010;22(1):85-9.
3. Florentino DM et al. A fisioterapia no alívio da dor: uma visão reabilitadora em cuidados paliativos. *Revista do Hospital Universitário Pedro Ernesto* 2012;11(abril/junho).
4. Brito CMM et al. Manual de reabilitação em oncologia do ICESP. Barueri: Manole; 2014.
5. Furzer BJ, Ackland TR, Wallman KE, Petterson AS, Gordon SM, Wright KE et al. A randomised controlled trial comparing the effects of a 12-week supervised exercise versus usual care on outcomes in haematological cancer patients. *Supp Care Cancer* 2016;24:1697-707.
6. Kalil filho R, Hajjar LA, Bacal F, Hoff PG, Diz M del P, Galas FRBG, et al. I Diretriz Brasileira de Cardio-Oncologia da Sociedade Brasileira de Cardiologia. *Arq Bras Cardiol* 2011;96(2 supl.1):1-52.

SÍNDROME DO IMOBILISMO

CAPÍTULO 8

Erika Cavalheiro Skupien
Paula Camilla Tonini

O paciente com câncer hematológico frequentemente é submetido a longos períodos de terapia e recomendações para repouso, causando imobilidade e resultando na redução do seu nível de condicionamento físico. Essa recomendação está parcialmente ligada à redução no número de plaquetas (plaquetopenia) e de células do sangue.[1]

Os programas de atividade física têm como objetivo desenvolver a força muscular e o senso de propriocepção do movimento, resgatando a amplitude do movimento articular e prevenindo a imobilidade no leito; no entanto, devem levar em consideração o estado funcional e nutricional do paciente.[2]

A pessoa em repouso prolongado favorece o acúmulo de secreção pulmonar, que costuma ser frequente por causa da diminuição da movimentação do transporte mucociliar e do enfraquecimento da tosse.[3] A imobilização do sistema musculoesquelético gera alterações em todos os tipos de tecidos envolvidos, nos músculos, nas fibras de colágeno, na junção miotendinosa, nos ligamentos e no tecido conjuntivo. Os primeiros músculos a serem afetados pelo longo período de repouso são os antigravitacionais e de contração lenta, como sóleo e eretores da coluna e da cabeça; em seguida são afetados os biarticulares, como gastrocnêmios e reto femoral; os menos afetados são os de contração rápida.[3]

Após uma semana de repouso prolongado, os primeiros sinais deletérios aparecem, como aumento das cisternas, desalinhamento de sarcômeros e diminuição das contrações musculares, gerando fraqueza e hipotonia. Ainda acontecem aumento da fibrose em tecidos periarticulares, diminuição da massa óssea e do líquido sinovial e desorientação das fibras de colágeno.[4]

O imobilismo acomete os sistemas musculoesquelético, gastrointestinal, urinário, cardiovascular, respiratório e cutâneo. Promove o declínio na massa muscular, força e *endurance*, reduzindo pela metade a massa muscular em apenas uma semana de repouso no leito, podendo chegar a 4 a 5% de perda muscular por semana.[5]

7. Marcucci FCI. O papel da fisioterapia nos cuidados paliativos a pacientes com câncer. *Rev Bras Cancerol* 2005;51(1):67-77.
8. Campos MPO *et al.* Fadiga relacionada ao câncer: uma revisão. *Rev Assoc Med Bras* 2011;57(2):211-9.

NEUTROPENIA FEBRIL

Camila Reinbold Rezende

A neutropenia pode ser classificada pela contagem de neutrófilos (total de leucócitos, % de neutrófilos e neutrófilos em faixa) e o risco relativo de infecção: leve (1.000 a 1.500/μL), moderado (500 a 1.000/μL) ou grave (< 500/μL). A neutropenia grave, aguda, causada por diminuição da produção de neutrófilos ou secundária ao uso de drogas (quimioterapia) quase sempre apresenta risco de vida em pacientes imunocomprometidos. A neutropenia febril é considerada uma emergência médica; trata-se da principal complicação relacionada com o tratamento quimioterápico, em que a introdução empírica e precoce de antimicrobianos está relacionada com ganho na sobrevida de 90%. É definida pelo *National Comprehensive Cancer Network* (NCCN) como temperatura oral > 38,3°C ou > 38°C por mais que 60 minutos em pacientes com contagem de neutrófilos < 500/mcL ou < 1.000/mcL com previsão de queda neste valor nas próximas 48 horas.[1,2]

A incidência de febre relacionada com neutropenia é documentada entre 10 e 50% em pacientes com tumores sólidos e até 80% nas neoplasias hematológicas após, pelo menos, um ciclo de quimioterapia. Durante o período de neutropenia pós-quimioterapia, a febre pode ser o único indicativo de infecção, uma vez que os sinais e sintomas de inflamação estarão atenuados.[2]

A avaliação inicial da NF tem por objetivo determinar um possível foco infeccioso, bem como analisar a presença de características que aumentam o risco de infecção. Esses pacientes devem ser submetidos à contagem de neutrófilos e coleta de culturas (sangue, urina, secreções). A hemocultura é coletada de sangue periférico e cateter.[1]

Atualmente, classifica-se a NF em risco conforme critérios estabelecidos no instrumento MASCC (*Multinational Association for Supportive Care*) (Quadro 10-1), em que os dados clínicos relativos à gravidade do quadro, como presença de sintomas, desidratação e hipotensão, idade e antecedentes relevantes (infecção fúngica prévia, DPOC etc.), são levados em consideração.[1]

Quadro 10-1. MASCC

Características	Pontos
■ Intensidade de sintomas:	
• Assintomático	5
• Sintomas leves	5
• Sintomas moderados ou graves	3
■ Ausência de hipotensão	5
■ Ausência de doença pulmonar obstrutiva crônica	4
■ Portador de tumor sólido ou ausência de infecção fúngica	4
■ Ausência de desidratação	3
■ Não hospitalizado ao aparecimento da febre	3
■ Idade inferior a 60 anos	2

Pontuação ≥ 21 é considerada de baixo risco.
Fonte: Todaro et al., 2014.[1]

O objetivo desse instrumento é determinar quem são os pacientes em que não haverá necessidade de internação hospitalar imediata (baixo risco) e que poderão ser acompanhados de modo ambulatorial.[1]

A NF de baixo risco possui como opção de tratamento receber a terapia antimicrobiana por via oral, enquanto os de alto risco recebem em regime de internamento hospitalar antimicrobianos de amplo espectro via endovenosa. Se a febre persistir após 48 horas da introdução dos antimicrobianos, nos pacientes instáveis em monoterapia, sugere-se mudar a cobertura para Gram-positivo ou mudar o regime para um carbapenêmico. Quando a febre persistir por mais de 4 a 6 dias, é necessário iniciar a terapia antifúngica.[1]

No que se refere à abordagem fisioterapêutica, caso o paciente apresente NF de baixo risco, não há contraindicações absolutas quanto à prática de exercícios (de leve a moderada intensidade) e/ou a prescrição de técnicas de reabilitação respiratória, desde que o paciente não esteja apresentando pico febril no momento do atendimento. Em se tratando de pacientes com NF de alto risco, em ambiente hospitalar, é importante a liberação médica para realização de exercícios (leve intensidade). Adicionalmente, deve-se levar em consideração, na avaliação e definição do plano de tratamento fisioterapêutico, a identificação das características que classificam a NF como de alto risco, o possível foco infeccioso, a resposta do organismo à terapêutica instituída e a presença de febre no momento do atendimento. Na vigência de quadro febril, convém evitar a realização de exercícios, porém, não há restrições quanto à aplicação das técnicas de fisioterapia respiratória.

REFERÊNCIAS BIBLIOGRÁFICAS
1. Todaro J, Borducchi D. Urgências onco-hematológicas. In: Baiocchi OCCG, Penna AMD. *Guia de bolso de hematologia.* São Paulo: Atheneu; 2014. p. 119-24.
2. Torres LG. Neutropenia febril e câncer. *Rev Oncol* 2011;36-9.

NEUROPATIA PERIFÉRICA INDUZIDA POR QUIMIOTERAPIA

CAPÍTULO 11

Andrea Cristina Gobus Becker

As neuropatias periféricas (NP) representam um grupo de doenças que afeta os nervos periféricos motores, sensoriais e/ou autônomos. A neuropatia periférica induzida por quimioterapia (NPIQ) é a síndrome neurológica mais comum que atinge pacientes submetidos à quimioterapia, principalmente aqueles submetidos a tratamentos com taxanos (docetaxel e paclitaxel), derivados da platina (oxaplatina, cisplatina e carboplatina), alcaloides da vinca (vincristina, vimblastina e vinorelbina), talidomida e bortezomid.[1]

A incidência de NPIQ varia de acordo com o quimioterápico usado, sendo aumentada em pacientes que usam poliquimioterapia ou em pacientes com comorbidades prévias, como a neuropatia periférica.[2] O exame de eletroneuromiografia (ENMG) é considerado padrão ouro para a avaliação da neuropatia periférica, entretanto, tem alto custo, é desconfortável para o paciente e pode ser influenciado por fatores fisiológicos e por diferentes técnicas de medição. Algumas variáveis, como temperatura da pele e presença de fibras amielínicas, alterações hematológicas (como imunossupressão e plaquetopenia) e dor podem influenciar nos resultados, levando a um equívoco no diagnóstico.[3]

Um estudo foi feito para verificar o uso dos monofilamentos de Semmes-Weistein (MSW) e o Questionário de Neurotoxicidade Induzida por Antineoplásicos (QNIA) na avaliação da NPIQ. Um total de 117 pessoas foi alocado em dois grupos, 87 no grupo de indivíduos acima de 18 anos que haviam feito pelo menos um ciclo de quimioterapia, e 30 que fizeram parte do grupo-controle que nunca havia recebido tratamento antineoplásico. Como resultado foi observada significativa concordância entre os instrumentos e diferenças significativas entre os grupos para todos os itens avaliados.[3]

Os sintomas da NPIQ mais comuns são dor, alteração de sensibilidade (parestesia, disestesia, ardência e formigamento), redução ou ausência de reflexos, fraqueza muscular, distúrbios de marcha e equilíbrio, e aumento do risco de quedas.[4] Esses sintomas normalmente aparecem nas extremidades dos membros superiores e inferiores.[3]

A importância da prevenção e do tratamento dos sintomas da NPIQ ganham maior magnitude atualmente, quando se pensa em proporcionar melhor qualidade de vida para o paciente, pois a neuropatia residual após o tratamento pode persistir por um período significativamente longo.

No que se refere ao tratamento, muitas alternativas (anticonvulsivantes, antidepressivos tricíclicos, entre outras) têm sido estudadas, mas nenhum resultado definitivo foi verificado em relação ao tratamento com fármacos.[5]

Manter a autonomia funcional do paciente acometido pela NPIQ é imprescindível; a dor e a neuropatia motora distal expõem o paciente a maior risco de quedas com possibilidade de fratura, insegurança ao deambular, restrição no leito, limitação para percorrer longas distâncias e necessidade de auxílio de terceiros. Diante do exposto, a fisioterapia pode atuar na prevenção e promoção de saúde, por meio de orientações para evitar as quedas e minimizar quadros álgicos, que impactam diretamente na qualidade de vida.[6]

Embora exista o tratamento medicamentoso, algumas terapias não farmacológicas têm sido uma alternativa aos pacientes com esse efeito colateral da quimioterapia. Acupuntura, eletroacupuntura (EA), exercícios de dessensibilização sensorial, diatermia e corrente interferencial são alguns exemplos de terapias alternativas adotadas no tratamento da NPIQ.

A acupuntura estimula áreas da pele por meio de agulhas finas manipuladas manual ou eletricamente. Uma revisão sistemática com oito estudos foi feita para verificar o uso da acupuntura em NPIQ; esses estudos tinham como terapia acupuntura, EA e acupuntura auricular comparada com placebos, ou não tratar ou fármacos. Os pesquisadores puderam verificar alguns efeitos positivos em parâmetros sensórios e motores e na redução da dor dos pacientes alocados na pesquisa, entretanto, esses resultados são limitados.[7]

Em um ensaio clínico randomizado, foi comparada EA com banhos hidroelétricos, altas doses de vitamina e placebo para tratar a NPIQ. Sessenta pacientes foram alocados em um dos quatro grupos do estudo e cegados para o grupo vitamina E e placebo. Os pesquisadores observaram não ter vantagens terapêuticas da EA sobre as outras terapias testadas.[1]

O efeito do exercício nos sintomas da NPIQ foi verificado em um ensaio clínico randomizado, em 61 pacientes foram alocados em dois grupos: grupo-intervenção (GI), que realizava treinamento (resistência aeróbica, treino sensório-motor e de força) 2 vezes/semana, por 36 semanas, e um grupo-controle. Ambos os grupos recebiam cuidado clínico incluindo fisioterapia. Foram obtidas evidências de que os exercícios melhoram o equilíbrio e reduzem os efeitos colaterais da NPIQ, sendo que esses fatores influenciam diretamente na qualidade de vida.[8]

REFERÊNCIAS BIBLIOGRÁFICAS
1. Rostock M, Jaroslawski K, Guethlin C, Ludtke R, Shroder, Bartsch HH. Chemotherapy-induced peripheral neuropathy in cancer patients: a four-arm randomized trial on the effectiveness of electroacupuncture. *Evid Based Complement Alternat Med* 2013.
2. Lindblad K, Bergkvist L, Johansson AC. Evaluation of the treatment of chronic chemotherapy-induced peripheral neuropaty using long-wave diathermy and interferential currents: a randomized controlled trial. *Supp Care Cancer* 2016;24:2523-31.
3. Simão DAS, Teixeira AL, Souza RS, Lima EDRP. Evaluation of the Semmes-Weinstein filaments and a questionnaire to assess chemotherapy-induced peripheral neuropathy. *Supp Care Cancer* 2014;2767-73.
4. Streckmann F, Zopf EM, Lehmann HC. Exercise intervention studies in patients with peripheral neuropathy: a systematic review. *Sports Med* 2014;(44):1289-304.
5. Albers JW, Chaudhry V, Cavaletti G, Donehower RC. Interventions for preventing neuropathy caused by cisplatin and related compounds. *Cochrane Database Syst Rev* 2013;2.
6. Costa TC, Lopes M, Anjos ACY, Zago MMF. Chemotherapy-induced peripheral neuropathies: an integrative review of the literature. *Rev Esc Enferm USP* 2015;49(2):335-45.
7. Franconi G, Manni L, Schröder S, Marchetti P, Robinson N. A systematic review of experimental and clinical acupuncture in chemotherapy-induced peripheral neuropathy. *Evid Based Complement Alternat Med* 2013;2013:516916.
8. Streckmann F, Kneis S, Leifert JA, Baumann FT, Kleber M, et al. Exercise program improves therapy-related side-effects and quality of life in lymphoma patients undergoing therapy. *Ann Oncol* 2014;25(2):493-9.

EFEITOS DO USO CRÔNICO DE CORTICOIDES

CAPÍTULO 12

Andrea Cristina Gobus Becker

Os corticoides possuem ação anti-inflamatória e imunossupressora, por isso têm sido, geralmente, usados no tratamento de condições clínicas variadas, como inflamações, asma e imunossupressão. Entretanto, o uso indiscriminado, altas doses e/ou uso prolongado levam a diversos efeitos colaterais no organismo do indivíduo (Quadro 12-1).[1]

Seus efeitos colaterais decorrem de numerosas ações metabólicas que os corticoides produzem, como, por exemplo: sendo antagonista das ações periféricas da insulina, tendo potencial diabetogênico; ativam a lipólise e a redistribuição do tecido adiposo; e, sobre o metabolismo proteico, promovendo a catabólise, promovendo interno desgaste proteico.[1,2]

O uso crônico de corticoide promove alterações na responsividade insulínica, induzindo ao quadro de miopatia, condição que compromete o equilíbrio metabólico e funcional das células musculares. As miopatias – induzidas pelo uso prolongado de corticoides – ocorrem por causa de um desequilíbrio na síntese de proteína dos músculos, mas o exato mecanismo pelo qual isso acontece ainda não está bem esclarecido.[1] As fibras musculares mais atingidas são as fibras musculares tipo IIb, o que leva a problemas na sustentação e locomoção corporal. A forma mais clássica de apresentação desse distúrbio é a fraqueza muscular proximal, causando, por exemplo, dificuldade para esses pacientes subirem escadas.[3]

A perda de massa óssea, principalmente de osso trabecular, é provocada pelo uso de corticoides, sendo maior nos primeiros meses de terapia. Há também perda de osso cortical em 2 a 3% no primeiro ano e, depois, perda lenta e contínua é mantida.[4] Sobre o mecanismo de ação dos corticoides na remodelação óssea, verifica-se que existe ação tanto na reabsorção quanto na formação. Há um efeito estimulante na função e produção dos osteoclastos e diminuição na vida média dos osteoblastos em razão da inibição na replicação e diferenciação causadas nessas células pelo corticoide.[5]

Quadro 12-1. Efeitos Colaterais dos Corticoides[2]

Sistema acometido	Efeito adverso
Cardiovascular	- Hipertensão arterial - Insuficiência cardíaca
Gastrointestinal	- Esofagite, gastrite e úlcera péptica - Hemorragia digestiva
Neuropsiquiátrico	- Alterações psíquicas em geral - Hipertensão craniana
Oftalmológico	- Glaucoma - Catarata
Musculoesquelético	- Osteoporose - Miopatias - Necrose óssea asséptica
Endócrino/metabólico	- Obesidade de tronco, depósito de gordura supraclavicular e cervical posterior - Hirsutismo, masculinização, irregularidade menstrual - Supressão do crescimento em crianças e adolescentes - Hiperglicemia, dislipidemia - Balanço negativo de nitrogênio, potássio e cálcio - Retenção de sódio - Hipocalemia e alcalose metabólica
Imunológico	- Diminuição da resposta inflamatória - Maior susceptibilidade a infecções
Cutâneo	- Estrias e acne, retardo na cicatrização
Vasculares	- Vasculites - Tromboembolismo - Arteriosclerose

Fonte: Longui, 2007

A prática de atividade física é indicada para pacientes com efeitos colaterais no sistema musculoesquelético. O *American College of Rheumatology* (ACR) recomenda que pacientes em início de tratamento com corticoide em qualquer dose, com duração prevista para mais de 3 meses, devem realizar atividades com peso.[6] Os exercícios físicos de resistência com carga são recomendados para prevenção e tratamento de osteoporose induzida por corticoides, bem como exercícios de equilíbrios para pacientes com risco de queda.[4] Pensando em minimizar a osteoporose, preconiza-se a monitoração anual da densidade mineral óssea por meio da densitometria óssea, assim como a administração de suplemento de cálcio e vitamina D. No caso de paciente com osteoporose e que precisa continuar com corticoide, preconiza-se o uso de bifosfonatos.[7]

REFERÊNCIAS BIBLIOGRÁFICAS

1. Short KR, Nygren J, Bigelow ML, Nair KS, Clinic M. Effect of short-term prednisone use on blood flow, muscle protein metabolism, and function. *J Clin Endocrinol Metab* 2004;89(12):6198-207.
2. Longui CA. Glucocorticoid therapy: minimizing side effects. *J Pediatr* 2007;83:163-71.
3. Martinez JAB, Silva EC, Shimano AC, Rossi AC, Neder L. Efeitos da administração sistêmica de corticosteroide sobre propriedades mecânicas musculares. *Rev Bras Fisioterapia* 2005;9(2):203-9.
4. Pereira RMR, Carvalho JF, Paula AP, Zerbini C, Domiciano DS, Gonçalves H et al. Diretrizes para prevenção e tratamento da osteoporose induzida por glicocorticoide. *Rev Bras Reumatol* 2012;52(4):569-93.
5. Faiçal S, Uehara MH. Efeitos sistêmicos e síndrome de retirada em tomadores crônicos de corticosteroides. *Rev Ass Med Bras* 1998;44:69-74.
6. Grossman JM, Gordon R, Ranganath VK, Deal C, Caplan L, Chen W et al. American College of Rheumatology 2010 Recommendations for the Prevention and Treatment of Glucocorticoid-Induced Osteoporosis. *Arthritis Care & Research* 2010;62(11):1515-26.
7. Giorgi RDN, Chahade WH, Anti SMA. Antiinflamatórios hormonais: glicocorticoides steroidal antiinflammatory drugs: glucocorticoids. *Einstein Suplemento* 2008;6(Supl 1):159-65.

TRANSPLANTE DE CÉLULAS-TRONCO HEMATOPOIÉTICAS

CAPÍTULO 13

Camila Reinbold Rezende

O transplante de células-tronco hematopoiéticas (TCTH), também conhecido como transplante de medula óssea (TMO), é uma importante opção terapêutica na abordagem de pacientes com doenças onco-hematológicas, sobretudo para o tratamento das leucemias de alto risco e cânceres linfoides refratários ao tratamento quimioterápico, embora outros tipos de doenças também sejam tratados com este procedimento (Quadro 13-1).[1] O procedimento consiste na administração de células-tronco hematopoiéticas por via endovenosa após a administração de quimioterapia de alta dose (condicionamento), com ou sem radioterapia.[2]

Quadro 13-1. Principais Indicações de Transplante de Células-tronco Hematopoiéticas[1]

Transplante autólogo	Transplante alógeno

- Doenças neoplásicas
  • Mieloma múltiplo
  • Linfomas de Hodgkin e não Hodgkin
  • Leucemia mieloide aguda
  • Neuroblastoma
  • Sarcoma de Ewing; tumores de células
  • germinativas; outras neoplasias raras da infância
- Outras doenças
  • Doenças autoimunes
	- Doenças neoplásicas
	  • Leucemia mieloide aguda
	  • Leucemia linfoide aguda
	  • Leucemia mieloide crônica
	  • Síndromes mielodisplásicas
	  • Doenças mieloproliferativas
	  • Linfomas de Hodgkin e não Hodgkin
	  • Leucemia linfoide crônica
	  • Mieloma múltiplo
	- Outras doenças
	  • Anemia aplástica
	  • Hemoglobinúria paroxística noturna
	  • Anemia de Fanconi
	  • Anemia de Blackfan-Diamond
	  • Talassemia maior
	  • Anemia falciforme
	  • Imunodeficiência severa combinada
	  • Síndrome de Wiskott-Aldrich
	  • Erros inatos do metabolismo

O objetivo do TCTH é reconstruir o órgão hematopoiético enfermo, que pode ter sido lesionado por um mecanismo autoimune, tóxico ou em decorrência de proliferação celular neoplásica ou reacional. Apesar de ser um tratamento caro, complexo e associado à alta morbimortalidade, o TCTH apresenta resultado efetivo no aumento da sobrevida desses pacientes.[3,4] O TCTH pode ser dividido em três tipos, de acordo com o doador: autólogo, quando as células são obtidas do próprio paciente; alógeno, quando a fonte de células é obtida de um doador compatível (aparentado ou não); e singênico, quando ocorre entre irmãos gêmeos idênticos.[2]

Anualmente, são realizados em todo o mundo mais de 15 mil transplantes autólogos de células-tronco hematopoiéticas (TCTH) e 30 mil alógenos.[5] As primeiras experiências com TCTH alógeno ocorreram no século 19, mas só tiveram sucesso no final da década de 1960, com a descoberta do principal sistema de histocompatibilidade humano, composto de antígenos HLA (*human leukocyte antigens*). A partir de então, muitos avanços no campo do TCTH têm levado ao aperfeiçoamento das técnicas de diagnóstico e tratamento relacionadas com o procedimento, aumentando a sobrevida dos pacientes submetidos ao TCTH.[4] De acordo com a Sociedade Brasileira de Transplantes de Medula Óssea (SBTMO), no Brasil, já foram realizados, aproximadamente, 30 mil transplantes desde 1979. Atualmente são feitos 2.500 transplantes alógenos e autólogos por ano. Em 2015 foram realizados 299 transplantes de doadores não aparentados.[6]

A principal finalidade de se optar pelo transplante autólogo é a possibilidade de serem utilizadas altas doses de quimioterápicos que agirão na medula óssea, eliminando as células doentes. Assim, o resgate medular será mais efetivo.

No transplante alógeno, as células-tronco do doador irão repopular a medula óssea do paciente, possibilitando sua substituição por células sadias. O procedimento de TCTH pode ser dividido em três etapas: mobilização e coleta das células-tronco hematopoiéticas; condicionamento; "pega" e recuperação medular (pega medular).

A retirada de células-tronco hematopoiéticas pode ser realizada por meio de sucessivas aspirações da medula óssea do doador; pela retirada das células-tronco periféricas liberadas na corrente sanguínea, após estimulação medular; células-tronco de cordão umbilical; ou células-tronco de doador haploidêntico.

A infusão das células-tronco hematopoiéticas ocorre em vasos sanguíneos periféricos, passando a circular na corrente sanguínea e, por tropismo, alojando-se na medula óssea, iniciando o processo de reconstituição hematopoiética do indivíduo. O condicionamento, realizado pela administração de altas doses de quimioterapia, tem a finalidade de mielossuprimir o indivíduo e, assim, possibilitar a repopulação na medula óssea, de células sadias, causar

CAPÍTULO 13 ■ TRANSPLANTE DE CÉLULAS-TRONCO HEMATOPOIÉTICAS

imunossupressão e a erradicação da doença. A principal finalidade do TCTH é superar a resistência das células neoplásicas.[2]

O período pós-TCTH pode ser dividido em quatro fases: fase neutropênica, fase de recuperação medular, fase do pós-TCTH imediato (até 100 dias após a infusão das células-tronco) e fase pós-TCTH tardio (após 100 dias da infusão) (Fig. 13-1).[7]

Apesar dos benefícios terapêuticos do procedimento, é importante considerar seus efeitos colaterais, dentre os quais se destacam: aplasia medular, náuseas, vômitos, diarreia e mucosite.[3] A agressividade do TCTH desencadeia um estado de comprometimento múltiplo de órgãos e tecidos e inclui uma profunda supressão imunológica, levando à grande predisposição a infecções. O paciente submetido a esse procedimento requer um plano de cuidados intensivos de uma equipe multiprofissional, que deverá assisti-lo em todas as fases do tratamento, em nível ambulatorial e hospitalar.[4]

Aos efeitos colaterais do tratamento, na fase pré-TCTH, estão associados descondicionamento físico, redução da capacidade cardioventilatória funcional e alterações cinético-funcionais durante o tratamento quimioterápico (como redução da mobilidade articular, redução da força muscular, diminuição das habilidades motoras e limitação da mobilidade funcional), com consequências no contexto funcional e na qualidade de vida do paciente. Esses mesmos problemas podem ser observados na fase pós-TCTH precoce, em razão do uso recente dos fármacos quimioterápicos e/ou radioterapia, bem como a necessidade de um processo gradual para a recuperação fisiológica da medula óssea recém-transplantada. As principais complicações pós-TCTH são doença do enxerto contra hospedeiro (DECH) aguda ou crônica, falha de enxertia e complicações pulmonares, que serão abordadas mais à frente neste Manual.[7,8]

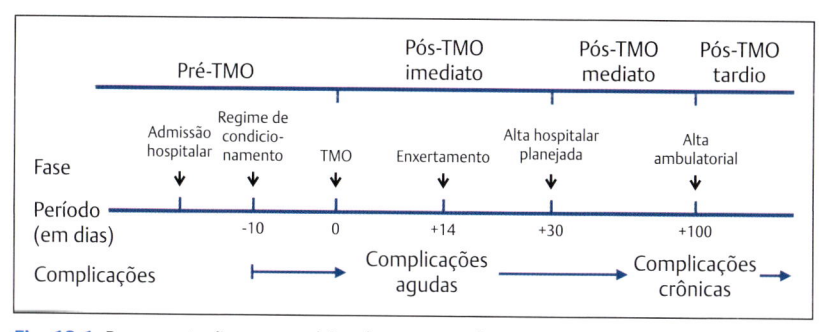

Fig. 13-1. Representação esquemática do processo de TCTH (TMO). (Fonte: Riul S, Aguillar OM. Contribuição à organização de serviços de transplante de medula óssea e a atuação do enfermeiro. Rev Latino Am Enfermagem 1997 Jan;5(1):49-58.)

Diante dessa realidade, a atuação do fisioterapeuta, sobretudo no que se refere à prescrição de exercícios, emerge como uma relevante intervenção para otimizar as funções fisiológicas e metabólicas desses indivíduos. Além disso, acredita-se que, durante a fase de condicionamento (tratamento quimioterápico) e do pós-TCTH recente, a prática de exercício físico possa auxiliar no combate à fadiga e à caquexia, contribuindo para a melhoria da qualidade de vida do paciente.[8]

A primeira intervenção terapêutica com exercícios durante o tratamento de pacientes com câncer foi realizada na Alemanha há cerca de 30 anos. Esse estudo mostrou que o exercício possui aparente efeito positivo sobre a função física, além de benefícios psicológicos. Com os resultados desse estudo e outros realizados desde então, a intervenção por meio de exercícios conquistou um lugar importante no tratamento oncológico.[9] A partir de então, estudos recentes têm enfatizado o impacto positivo dos exercícios em pacientes encaminhados ao TMO como parte do tratamento, identificando os benefícios da atuação do fisioterapeuta em todas as fases do TCTH (pré-TCTH, pós-TCTH recente e tardio).

Deste ponto em diante serão abordadas, exclusivamente, as ações de fisioterapia recomendadas para assistência de excelência ao paciente encaminhado para TMO. O objetivo desse documento é fornecer respostas às perguntas clínicas em dois grandes domínios de sintomas do paciente em procedimento de TCTH relacionados com a fisioterapia: (1) fadiga, redução no desempenho durante o exercício e inatividade física durante o tratamento; (2) redução da função respiratória.

O terceiro e último aspecto abordado é o planejamento da alta, com ênfase na importância da educação e orientações específicas de autocuidado ao paciente.

AVALIAÇÃO DO PACIENTE

A avaliação do paciente inclui coleta da história clínica (conhecimento do diagnóstico clínico, estadiamento do câncer, fase do tratamento clínico), exame físico e observação cuidadosa dos exames complementares, para, então, se determinar os objetivos da fisioterapia e definir o plano de tratamento propriamente dito.

A avaliação fisioterapêutica corresponde, muitas vezes, ao primeiro contato com o paciente, sendo importante para conquistar sua confiança e garantir a adesão ao plano de tratamento. A análise inclui a identificação dos problemas de saúde relacionados com o TCTH, dos fatores que podem favorecer ou dificultar o tratamento e a decisão de aplicar ou não as orientações específicas deste Manual no tratamento individual.

A avaliação objetiva da capacidade de realização dos exercícios (incluindo o nível de fadiga), da funcionalidade inicial, da função muscular respiratória e transplante de células-tronco hematopoiéticas periférica e da qualidade de vida são partes da atuação da fisioterapia. É igualmente importante levar em consideração os objetivos pessoais e expectativas dos pacientes na construção da proposta de tratamento.

A realização do exame físico destaca a avaliação da mobilidade articular, o grau de força muscular, a análise do desempenho durante o exercício (e atividades de vida diária) e parâmetros de função pulmonar (dispneia, presença de sinais de aumento do trabalho respiratório, presença de cianose, uso de oxigenoterapia). A inspeção clínica deve envolver a análise da qualidade do movimento (velocidade, coordenação, equilíbrio), grau de esforço, alterações posturais, presença de deformidades e edema periférico; e a presença de extensões e equipos utilizados na infusão venosa dos medicamentos. Durante a realização do exame físico, deve-se ter cuidado na mobilização do paciente que realiza ou realizou radioterapia, por causa da fragilidade e da sensibilidade da pele. De modo geral, sobretudo em ambiente hospitalar, a administração da poliquimioterapia é realizada por acesso venoso central. Contudo, caso a opção da equipe médica e de enfermagem seja o acesso venoso periférico, é importante destacar que o paciente deve mover o mínimo possível o membro que está recebendo a quimioterapia (em caso de extravasamento, avisar a equipe imediatamente).[10]

Com relação aos exames complementares, antes de qualquer tratamento fisioterapêutico ser iniciado, devem ser considerados os exames laboratoriais, sendo especialmente importantes os dados obtidos no hemograma, como os valores de contagem de plaquetas, hemoglobina e hematócrito. Também devem ser considerados os exames de imagem de tórax (que dependem de comorbidades associadas, como doença pulmonar obstrutiva crônica, insuficiência cardíaca ou complicações do tratamento, como derrame pleural de repetição).[10]

Os instrumentos de avaliação podem servir a vários propósitos, sobretudo para diagnóstico funcional, e acompanhar a resposta do paciente ao tratamento. O Quadro 13-2 sugere alguns instrumentos de avaliação que podem ser utilizados para se objetivar os problemas clínicos em pacientes encaminhados para TCTH.[11] Os resultados da avaliação devem fornecer uma indicação clara para a fisioterapia. Algumas perguntas devem ser respondidas:

- Quais problemas de saúde estão relacionados com o TCTH (levando em consideração o prognóstico e a fase do tratamento)?
- Quais funções ou atividades corporais estão diminuídas?
- Quais são os principais objetivos do tratamento?
- Quais queixas, funções e atividades corporais podem ser influenciadas pela fisioterapia?
- Quais fatores podem favorecer ou dificultar a abordagem fisioterapêutica?

Quadro 13-2. Instrumentos de Avaliação Sugeridos para se Objetivarem os Problemas Clínicos em Pacientes Encaminhados para TCTH[11]

Problemas clínicos por categoria da CIF	Avaliação sugerida
Estrutura e função corporal	
Diminuição da tolerância ao exercício	• Teste funcional de exercício (teste de caminhada de 6 ou 12 minutos – TC6/TC12)
Diminuição da força muscular e esquelética	• Força muscular isométrica com dinamômetro (mesmo que portátil) • Pressões respiratórias máximas
Função respiratória	• Espirômetro • Coleta da história • Avaliação da tosse
Atividades e participação	
Atividade física diminuída	• Questionário Internacional de Atividade Física (IPAQ) • Questionários (p. ex., diários de atividades físicas)
Sintomas de fadiga	• Questionário (Inventário Breve de Fadiga)/Pictograma de Fadiga
Qualidade de vida diminuída	• Coleta da história • Questionários: SF-36; EORTC QLQ-C30
Status funcional	• ECOG/OS

PLANEJAMENTO DO TRATAMENTO

O objetivo geral do tratamento é prevenir, reduzir ou eliminar os comprometimentos da função corporal do paciente e melhorar atividades e participação.

Os objetivos individuais do tratamento são formulados em comum acordo com o paciente. Outros objetivos da intervenção fisioterapêutica no contexto de pacientes encaminhados para TCTH são:

- Prevenir a síndrome do imobilismo.
- Reduzir a fadiga associada ao tratamento quimioterápico e a restrição da mobilidade.
- Manter ou melhorar a função respiratória.
- Melhorar o conhecimento do paciente e/ou responsáveis e a capacidade para o autocuidado.

TRATAMENTO FISIOTERAPÊUTICO

A fisioterapia abrange várias técnicas consideradas primordiais em um programa de reabilitação. A seleção de condutas do tratamento deve ser baseada nas causas individuais de limitação ao exercício e objetivos individuais do tratamento, levando em consideração a fase do TCTH.

MODALIDADES DE TREINAMENTO

A seguir serão descritas várias técnicas para melhorar o desempenho ao exercício em pacientes encaminhados para TCTH (fase pré e pós-TCTH). Devem ser aplicadas a esses pacientes as recomendações gerais de exercício com base em dados da literatura com melhores níveis de evidência. Conforme a classificação do *Oxford Centre for Evidence-Based Medicine* (2001), os quatro níveis distintos dependem da qualidade dos artigos nos quais eles são pautados:

1. *Grau de recomendação A:* A1 (revisão sistemática de ensaios clínicos controlados e randomizados); 1B (ensaio clínico controlado randomizado com intervalo de confiança estreito); 1C (resultados terapêuticos tipo "tudo ou nada").
2. *Grau de recomendação B:* 2A (revisão sistemática de estudos de coorte); 2B (estudos de coorte, incluindo ensaios clínicos randomizados de menor qualidade); 2C (observação de estudos terapêuticos e estudos ecológicos); 3A (revisão sistemática de estudos tipo caso-controle); 3B (estudos caso-controle).
3. *Grau de recomendação C:* relato de casos.
4. *Grau de recomendação D:* opinião desprovida de avaliação crítica ou baseada em matérias básicas (estudo fisiológico ou estudo com animais).

Com base em conclusões de pesquisas científicas realizadas e outras considerações, foram elaboradas as seguintes recomendações.

Programa de Exercícios

O exercício físico com finalidade terapêutica é um valioso instrumento da reabilitação de pacientes com neoplasias. Todos os pacientes que passam por um transplante hematopoiético de células-tronco são beneficiados por um programa de exercícios antes, durante e após o período de hospitalização. O programa de exercícios deve incluir uma atividade aeróbica, alongamentos e treinamento muscular com resistência.[12-16]

Nível de qualidade dos artigos: A1 (referências 12, 15, 17); B (referências 9, 14, 16); e D (opinião dos especialistas).

Treinamento de *Endurance*

O treinamento de *endurance* é recomendado para pacientes encaminhados para TCTH em todas as fases, sendo o treinamento intervalado uma alternativa ao treino de *endurance*, especialmente aqueles que não conseguem se exercitar continuamente por período prolongado.[14] A intensidade do treino intervalado deve ser a mesma do treino de *endurance* contínuo. Os exercícios devem ser realizados por no mínimo 4 a 6 semanas, para produzir resultados no condicionamento cardiorrespiratório e na redução do sintoma de fadiga. Os exercícios de alta intensidade (3 vezes/semana) intercalados com os exercícios de baixa intensidade (2 vezes/semana) são mais indicados para redução da fadiga.[17]

Recomenda-se o emprego de cicloergômetro durante o treino de *endurance* contínuo, com duração de treino de 10 a 20 minutos/dia, na fase de condicionamento, e 10 minutos (2 vezes/dia) na fase de aplasia medular. A intensidade do treino deve ser adaptada usando o controle da frequência cardíaca (180 - idade) e/ou a escala de Borg. Outra opção de modalidade de exercício é o programa de caminhada (WEP - *walking exercise program*) durante 12 minutos pelo período de hospitalização, utilizando como frequência cardíaca de treino a FC de repouso acrescida de 30 batimentos adicionais.[8] Pode ser utilizada, também, a esteira ou o treino em escadas como recursos para treinamento aeróbico.[18] Os pacientes devem ser encorajados a aumentar a intensidade do treino quando se sentem menos exaustos, usando a escala de Borg (12-14). O treinamento deve ser encorajado mesmo na fase de aplasia medular (2 vezes/dia); na fase de pós-TCTH (fase neutropênica), a frequência pode ser reduzida para 1 vez/dia.[9,14,17,19]

Na ausência de estudos comparativos, a escolha do protocolo mais adequado depende do fisioterapeuta. Ajustes na estratégia de treinamento, com base na fisiopatologia e sintomatologia apresentadas pelo paciente no momento do atendimento, frequentemente são necessários para atingir um estímulo adequado de treinamento.

Nível de qualidade dos artigos: A1 (referências 8, 17, 18, 19); B (referências 9 e 14); e D (opinião dos especialistas).

Treinamento de Força de Membros Inferiores e Superiores

O treinamento de força, especialmente indicado para os pacientes com déficit de força muscular periférica, deve estar associado ao treinamento de *endurance* ou treinamento intervalado no programa de exercícios. Na ausência de estudos comparativos, recomenda-se treino de força muscular para grandes grupos musculares de membros inferiores, superiores e tronco, na intensidade de, no mínimo, 60 a 80% de uma repetição máxima (1RM). Recomendam-se 2 a 3 séries de 8 a 12 repetições por grupo muscular. Os pacientes devem ser encorajados a aumentar a resistência quando se sentem menos exaustos usando a escala de Borg (14-16).[14,19]

Nível de qualidade dos artigos: A1 (referência 19); B (referência 14); e D (opinião dos especialistas).

Outras Modalidades de Tratamento

Juntamente ao treino de *endurance* e o treinamento de força muscular, outras técnicas podem ser empregadas, como alongamentos, exercícios de coordenação motora, subir e descer escadas e caminhadas de baixa intensidade como treinamento de atividades de vida diária (AVD), além de técnicas de relaxamento (relaxamento muscular progressivo, segundo o método de Jacobson) e massagem.[9]

O treinamento de AVD, como citado anteriormente, pode ser realizado mediante caminhadas no corredor do hospital. Caso o paciente não tenha condições de andar no momento do atendimento, pode ser utilizado o treino de subir e descer degrau (utilizando um *step* de 30 cm de altura) por 5 vezes (20 repetições) com intervalos de 1 minuto entre as séries. Para controle da intensidade, pode ser empregada a escala de esforço percebido de Borg (entre "levemente cansativo" e "cansativo"). A frequência deve ser diária e a duração do treino, de 20 minutos.[9]

Nível de qualidade dos artigos: B (referência 9); e D (opinião dos especialistas).

PLANEJAMENTO DA ALTA

O planejamento da alta remete à necessidade de dar continuidade ao plano de cuidados pela equipe da fisioterapia, seja no ambiente hospitalar (alta da terapia intensiva para a unidade de internação), seja após a alta hospitalar (no ambulatório ou em domicílio). A educação deve fazer parte do plano de tratamento fisioterapêutico por meio de orientações gerais de higiene para prevenir infecções, particularmente importantes durante a internação hospitalar e na fase de TCTH recente. Adicionalmente, orientações específicas devem ser dadas, com esclarecimentos de dúvidas e informações necessárias ao entendimento dos exercícios realizados na terapia, manutenção da saúde e uma vida mais independente. Após a alta hospitalar, o objetivo principal é que os pacientes mantenham a constância na realização do exercício, quando fisicamente aptos.[10,14,17]

Com relação à prática de exercícios após a alta hospitalar, é importante esclarecer que devem ser realizados, inicialmente, em um ambiente fechado ou com cobertura para evitar a exposição aos raios solares, em intensidade leve (exercício de baixo impacto, como a caminhada), de acordo com a tolerância; adotar medidas de fotoproteção (usar chapéus e roupas que protejam do sol e usar filtro com fator de proteção solar 30, em gel ou livre de óleo); usar máscara de proteção (até liberação médica). Se tudo correr bem, após 1 ano, gradativamente, o paciente retornará às suas atividades habituais, na mesma intensidade prévia ao TCTH.[20]

Um componente comportamental motivacional deve ser incluído para estimular a atividade física após a alta hospitalar. Os elementos específicos do programa de exercícios podem ser transmitidos tanto verbalmente quanto por meio de cartilhas educativas sobre a modalidade de atividade física e o controle da intensidade desejada, que pode ser baseada na classificação da escala de esforço percebido de Borg. Essas instruções podem ser transmitidas também por DVD, mantendo contato com serviço de fisioterapia para esclarecimento de eventuais dúvidas.[14,21] Nível de qualidade dos artigos: A1 (referências 17, 18, 21); B (referência 14); e D (opinião dos especialistas e referência 20).

REFERÊNCIAS BIBLIOGRÁFICAS

1. Gennari M, Penna AMD. Linfoma de Hodgkin. In: Baiocchi OCCG, Penna AMD. *Guia de bolso de hematologia.* São Paulo: Atheneu; 2014. p. 153-6.
2. Santos KB. Efetividade e toxicidade de Protocolo de Condicionamento em Transplante Autólogo de Célula-Tronco Hematopoética para pacientes com linfoma. Juiz de Fora. Tese (Doutorado em Saúde Brasileira) - Universidade Federal de Juiz de Fora; 2015. 113p.
3. Ferreira P, Gamba MA, Saconaco H, Gutiérrez MGR. Tratamento da mucosite em pacientes submetidos ao transplante de medula óssea: uma revisão sistemática. *Acta Paul Enferm* 2011;4(24):563-70.
4. Anders JC *et al.* Aspectos de enfermagem, nutrição, fisioterapia e serviço social no transplante de medula óssea. In: Anais *do Simpósio de Transplante de medula óssea;* 2000, Ribeirão Preto, Brasil. Ribeirão Preto: Parte 2. Capítulo XIII. p. 463-85.
5. Transplante de células-tronco hematopoéticas. (Acesso em 07 de set. de 2016). Disponível em: http://www.laleu-kemianet.org/pbr/2_Leukemia/27_RELISSUES/Relissues_05.htm.
6. Sociedade Brasileira de Transplante de Medula Óssea. Jornada de Atualização em TCTH do INCA em junho. (Acesso em 31 de ago de 2016). Disponível em: http://www.sbtmo.org.br/noticia.php?id=417.
7. Gasparetto EL, Ono SE, Escuissato DL, Souza CA, Rocha GM, Inoue C *et al.* Tomografia computadorizada de alta resolução nas complicações pulmonares pós-transplante de medula óssea: ensaio iconográfico. *Rev Bras Radiol* 2005;38(6):439-45.
8. Ulrich AL, Roloff DS, Reverbel GS, Mestriner RG. Efeitos do exercício físico aeróbico em indivíduos hospitalizados para o tratamento pré e/ou pós-transplante de medula óssea: um estudo de revisão. Revista da PUCRS. (Acesso em 01 de set. de 2016). Disponível em: www.revistaseletronicas.pucrs.br/ojs/index.php/graduacao/article/viewFile/15511/1076.
9. Baumann FT Kraut L, Schüle K, Bloch W, Fauser AA. A controlled randomized study examining the effects of exercise therapy on patients undergoing haematopoietic stem cell transplantation. *Nature* 2010;45:355-62.
10. Hamamoto AN *et al.* Avaliação fisioterapêutica em unidades de internação. In: Brito CMM *et al.* (Eds.). *Manual de Reabilitação em Oncologia do ICESP.* Barueri: Manole; 2014. p. 38-54.
11. Langer D. Guia para a prática clínica: fisioterapia em pacientes com doença pulmonar obstrutiva crônica (DPOC). *Rev Bras Fisioterapia* (São Carlos) 2009;13(3):183-204.

12. Soares WTE. Parâmetros, considerações e modulação de programas de exercício físico para pacientes oncológicos: uma revisão sistemática. *Rev Bras Med Esporte* 2011;17(4):284-90.
13. Baumann FT, Kraut L, Schüle K, Bloch W, Fauser AA. A controlled randomized study examining the effects of exercise therapy on patients undergoing haematopoietic stem cell transplantation. *Bone Marrow Transplantation* 2010;45:355-62.
14. Persoon *et al*. Design of the Exercise Intervention after Stem cell Transplantation (EXIST) study: a randomized controlled trial to evaluate the effectiveness and cost-effectiveness of an individualized high intensity physical exercise program on fitness and fatigue in patients with multiple myeloma or (non-) Hodgkin's lymphoma treated with high dose chemotherapy and autologous stem cell transplantation. *BMC Cancer* 2010;1-9.
15. Steinberg A, Asher A, Bailey C, Fu JB. The role of physical rehabilitation in stem cell transplantation patients. *Support Care Cancer* 2015;8(23):1-23.
16. Wiskemann J, Huber G. Physical Exercise as adjuvant therapy for patients undergoing hematoietic stem cell transplantation. *Bone Marrow Transplantation* 2008;41:321-9.
17. Associação Brasileira de Medicina Física e Reabilitação; Sociedade Brasileira de Ortopedia e Traumatologia. Projeto Diretrizes. Exercício em pacientes oncológicos. *Reabilitação* 2012;1-20.
18. Morishita S, Domen K. Physical Exercise interventions in patients undergoing allogeneic haematopoietic stem cell transplantation. *J Translat Med Epidemiol* 2014;1(2).
19. Wiskemann J, Kuehl R Dreger P, Huber G, Kleindienst N, Ulrich CM *et al*. Physical exercise training versus relaxation in allogeneic stem cell transplantation (PETRA Study): rationale and design of a randomized trial to evaluate a yearlong exercise intervention on overall survival and side-effects after allogeneic stem cell transplantation. *BMC Cancer* 2015;15:1-11.
20. Instituto Nacional do Câncer (Brasil). Ministério da Saúde. Divisão de Comunicação Social. Pós-transplante de medula óssea: orientações aos pacientes. 2010. p. 17-9.
21. Wiskemann J, Dreger P, Schwerdtfeger R, Bondong A, Huber G, Kleindienst N, Ulrich CM *et al*. Effects of a partly self-administered exercise program before, during, and after allogeneic stem cell transplantation. *Blood* 2011;117:(9).

DOENÇA DO ENXERTO CONTRA HOSPEDEIRO

CAPÍTULO 14

Paula Camilla Tonini

Há, aproximadamente, 30 anos, o transplante de células-tronco hematopoiéticas alogênico (TCTHA) vem sendo usado para a cura de diversas patologias, como doenças hematológicas malignas ou não, imunodeficiências, erros inatos do metabolismo e para alguns tumores sólidos. O TCTHA consiste na infusão de células progenitoras hematopoiéticas de um doador, aparentado ou não, originadas da medula óssea, sangue periférico ou sangue de cordão umbilical. Para que o enxerto tenha sucesso, é fundamental que as células infundidas proliferem no receptor.[1-5]

Previamente ao TCTH, os pacientes precisam submeter-se a um regime de condicionamento medular, em que ocorrerá rápido declínio nos leucócitos do receptor presentes no sangue periférico. Ainda, o TCTHA está associado a toxicidades sistêmicas e aumento do impacto funcional.[4-7] Todos os pacientes submetidos ao TCTHA estão sujeitos a desenvolver a doença enxerto contra o hospedeiro (DECH).[8-10] Representa uma das principais complicações após o TCTHA, sendo considerada causa da alta morbidade e mortalidade ainda observada nos indivíduos transplantados.[3,9,11]

Em geral, as células progenitoras hematopoiéticas só existem na medula óssea e no sangue de cordão umbilical ou de placenta.[12-14] A fisiopatologia envolve uma reação imunológica entre linfócitos transplantados e tecidos do hospedeiro. Ocorre por ataque imune das células T do doador às células do hospedeiro, que diferem geneticamente entre si.[1,9]

Quando a medula é transplantada, em 2 a 3 semanas, o sistema imune do doador começa a reconstituir-se no receptor. Alguns antígenos podem levar ao reconhecimento do receptor como não próprio.[1,8,10] Os linfócitos T são os principais responsáveis pela reação celular contra o receptor, chamada reação do enxerto (a medula) contra o hospedeiro (o paciente). Esta síndrome ocorre, então, como resultado do reconhecimento de antígenos HLA dos tecidos do receptor pelas células T implantadas do doador.[10,13,15]

Pacientes com doadores aparentados têm risco de cerca de 20% de desenvolver DECH, enquanto os submetidos a transplante com doadores não aparentados têm risco de até 80%. Outros fatores de risco para a DECH aguda são doadoras do sexo feminino, com gestações prévias, doadores idosos ou a utilização de esquemas de imunoprofilaxia inadequados.[1] Pode ser dividida em duas formas com base no tempo de ocorrência e nas manifestações clínicas. A forma aguda ocorre nos primeiros 2 a 3 meses após o TCTHA, enquanto a forma crônica manifesta-se mais tardiamente, de 3 a 6 meses após o TCTHA.[10]

A DECH aguda manifesta-se a partir da pega do enxerto, podendo ocorrer por definição até o dia D+100 pós-transplante. Os órgãos mais afetados são pele, fígado e trato gastrointestinal. Pode repercutir negativamente na qualidade de vida do indivíduo,[1,3,9,16] e pode, também, ser classificada, de acordo com as manifestações clínicas, em diferentes graduações, de I a IV, sendo as clinicamente relevantes, de graus II a IV. Dermatite, hepatite e enterite são manifestações clínicas que caracterizam a DECH aguda. Os pacientes podem desenvolver *rash* cutâneo, diarreia secretória e colestase. Usualmente, a DECH grau I não é tratada.[4,10,16]

No TCTHA, os linfócitos do doador são responsáveis por uma reação contra o tumor, diminuindo a chance de recidiva. Quanto maior a disparidade de HLA entre doador e receptor e quanto mais grave a DECH, menor a chance de a doença recidivar após o TCHTA. Os pacientes com doença do enxerto aguda e crônica são os mais protegidos contra a recidiva tumoral. Por outro lado, a doença do enxerto grave pode ser, por si só, fatal.[13,16]

Esta síndrome pode resolver-se completamente com o uso de imunossupressores (como ciclosporina A), corticoides, globulina antimocítica, ou progredir para formas crônicas, com ou sem intervalo livre de doença.[2,13,17,18]

A DECH crônica é uma síndrome clinicopatológica que envolve vários órgãos e sistemas, expressando-se como uma doença crônica autoimune. Usualmente, pode-se desenvolver em pele, fígado, olhos e mucosa oral, porém, também atinge trato gastrointestinal, pulmão e sistema neuromuscular. Incide em cerca de 13% das crianças transplantadas antes dos 10 anos de idade e em 30% das crianças entre 10 e 19 anos. Nos transplantes com doadores não aparentados, a incidência chega a 40% dos pacientes.[16]

Na população adulta, a DECH é clinicamente significativa, pois atinge cerca de 50% dos pacientes submetidos ao TCTHA, em que 30 a 50% desenvolvem a forma crônica. Noventa a 100% dos casos apresentam alterações cutâneas, geralmente mimetizando outras doenças autoimunes.[3]

A DECH limitada a uma determinada região, na maioria das vezes, não requer tratamento, enquanto a DECH extensa exige tratamentos prolongados (40 semanas) com corticoides, ciclosporina e psoraleno associado à radiação ultravioleta.[16] Esses pacientes estão profundamente imunossuprimidos, tanto pela doença quanto pelo tratamento, sendo muito suscetíveis a infecções oportunistas graves.[5,13]

O estadiamento e a graduação da DECH determinam a evolução e o prognóstico, bem como orientam a sua abordagem terapêutica. O primeiro enfoque para prevenção da DECH é minimizar os fatores de risco para desenvolvimento da doença.[1,5] Quanto menor a idade do paciente e do doador, menor é a chance de existir doença do enxerto grave.[3,6,12,13]

A DECH pode estar associada ao processo de fibrose e/ou necrose de fibras musculares. Isso se deve, secundariamente, ao uso de ciclosporina A e glicocorticoides.[4] O diagnóstico fisioterapêutico é essencial nessa população, devendo-se avaliar encurtamentos, comprometimento articular, diminuição de força muscular e descondicionamento físico. Ainda, devem-se avaliar os impactos desses fatores nas atividades de vida diária, sintomas de fadiga e possíveis impactos funcionais.[4]

O teste manual para avaliação da força muscular, apesar de subjetivo, pode ser utilizado. Entretanto, para valores quantitativos, o uso de dinamômetro é recomendado. O teste de contração isométrica voluntária máxima é um método simples que demonstra a velocidade de recrutamento de unidades motoras, com o comprometimento muscular constante.[4]

Na literatura, há diversos estudos que sugerem que um programa de exercícios pode aumentar o desempenho físico dos pacientes submetidos ao TCTH. Devem-se incentivar alongamentos e exercícios para manutenção da amplitude de movimento articular. Ainda, dependendo do *status* funcional do paciente, podem-se realizar exercícios ativos aeróbicos e resistidos com incremento de carga, de acordo com a tolerância.[4]

REFERÊNCIAS BIBLIOGRÁFICAS

1. Balman FF, Vaz RS, Fernandes A, Guimarães ATB. Transplante de células-tronco hematopoiéticas alogênico e doença do enxerto contra o hospedeiro aguda (DECHa): uma revisão da profilaxia e tratamento. *Rev Bras Alerg Imunopatol* 2009;32(6):211-6.
2. Baker KS, Fraser CJ. Quality of life and recovery after graft-versus-host diseases. *Best Pract Res Clin Haematol* 2008;21(issue 2):333-41.
3. Ferreira DB, Luz LL, Mattos IE. Contribuição da fisioterapia no tratamento das alterações funcionais decorrentes da doença enxerto versus hospedeiro crônica esclerodermoide: uma revisão de literatura. *Rev Bras Cancerol* 2010;56(3):375-80.
4. Mello M, Tanaka C, Dulley FL. Effects of an exercise program on muscle performance in patients undergoing allogeneic bone marrow transplantation. *Bone Marrrow Transplant* 2003;32:723-8.
5. Reis MA, Visentainer JEL. Reconstituição imunológica após o transplante de medula óssea alogênico. *Rev Bras Hematol Hemoter* 2004;26(3):212-7.
6. Fraser CJ, Baker KS. The management and outcome of chronic graft-versus-host diseases. *Bras J Haemotol* 2007;138(Issue 2):131-45.

7. Ziemer M. Graft-versus-host disease of the skin and adjacent mucous membranes. *BDDG* 2013;11(Issue 6):477-95.
8. Bouzas LFS, Silva MM, Tavares RCBS. Diretrizes para o diagnóstico, classificação, profilaxia e tratamento da doença enxerto contra hospedeiro crônica. *Rev Bras Hematol Hemoter* 2010;32(Supl. 1):22-39.
9. Silva MM, Bouzas LFS, Filgueira AL. Manifestações tegumentares da doença enxerto contra hospedeiro em pacientes transplantados de medula óssea. *An Bras Dermatol* 2005;80(1):69-80.
10. Vizoni SL, Lieber SL, Souza CA. Papel das citocinas na imunopatogênese da doença do enxerto contra o hospedeiro. *Rev Bras Hematol Hemoter* 2008;30(2):142-52.
11. Castro Jr CG, Greganin LJ, Brunetto AL. Transplante de medula óssea e transplante de sangue de cordão umbilical em pediatria. *J Pediatr* (Rio J) 2001;77(5):345-60.
12. Dignan FL, Amrolia P, Clark A. Diagnosis and management of chronic graft-versus-host disease. *Bras J Hematol* 2012;158(Issue 1):46-61.
13. Seber A. Transplante de células progenitoras em Pediatria. *Ped Mod* 1999; 35(8):630-63.
14. Slavin S, Ackerstein A, Naparstek E et al. The graft-versus-leukemia (GVL) phenomenon: is GVL separable from GVHD? *Bone Marrow Transplant* 1990;6(3):155-61.
15. Tolland JP, Devereux C, Jones FCG, Bingham EA. Sclerodermatous chronic graftversus-host disease: a report of four pediatric cases. *Pediatr Dermatol* 2008;25:240-4.
16. Visentainer JEL. Testes prognósticos de rejeição e doença do enxerto contra o hospedeiro em transplantes de células progenitoras hematopoiéticas com doadores HLA idênticos. *Rev Bras Hematol Hemoter* 2003;25(1):73-4.
17. Ortiz E, Sakano E, Souza CA. DECH crônica: fator preditivo para rinossinusite no transplante de medula óssea. *Rev Bras Otorrinolaringol* 2006;72(3):328-32.
18. Pidala J, Chai X, Martin P, Inamoto Y. Hand Grip Strength and 2-Minute Walk Test in Chronic Graft-versus-Host Disease Assessment: Analysis from the Chronic GVHD Consortium. *Biology of Blood and Marrow Transplantation* 2013;19(Issue 6):967-72.

COMPLICAÇÕES RESPIRATÓRIAS

CAPÍTULO 15

Paula Camilla Tonini

Os novos tipos e modalidades de tratamentos antineoplásicos têm contribuído com o aumento da sobrevida dos pacientes com tumores sólidos e hematológicos. Entretanto, estes podem predispor os pacientes a muitas complicações, como infecções, hemorragia e toxicidade pela quimioterapia e/ou radioterapia.[1,2]

Os pulmões são os órgãos-alvo mais frequentemente envolvidos durante e após o tratamento antineoplásico, principalmente em pacientes imunocomprometidos. A insuficiência respiratória aguda (IRpA) é um evento comum nos pacientes com câncer, sendo o maior preditor de mortalidade nessa população.[2-4]

Essa afecção é um dos principais motivos de admissão nas unidades de terapia intensiva (UTI) para pacientes oncológicos e pode ser desencadeada por complicações próprias do câncer ou como efeito secundário aos tratamentos antineoplásicos.[1,2,4]

Pode ocorrer em até 5% dos pacientes com tumores sólidos e 15% dos pacientes onco-hematológicos. Mais de 30% dos pacientes neutropênicos ou que foram submetidos a transplante de células-tronco hematopoiéticas podem desenvolver infecções pulmonares, podendo, em muitos casos, ser fatal.[1,2,4]

Nos últimos anos, o número de pacientes com câncer admitidos em UTI vem aumentando, consequência do desenvolvimento das novas terapêuticas. Recentemente, vários estudos em UTI descreveram os fatores prognósticos desse subgrupo de pacientes com o objetivo de identificar quais pacientes com câncer realmente se beneficiam de tratamento intensivo.[5,6]

A IRpA pode ser definida como saturação periférica de oxigênio (SpO_2) menor que 90% e/ou pressão parcial arterial de oxigênio (PaO_2) menor que 60 mmHg em ar ambiente, associados à dispneia severa (com inabilidade para falar uma frase completa), aumento da frequência respiratória acima de 30 respirações por minuto e/ou sinais clínicos de desconforto respiratório (como batimento de asa de nariz, tiragens diafragmática, musculatura intercostal e/

ou de fúrcula, uso de musculatura acessória da respiração e cianose de extremidades).[2,7-10]

O paciente com câncer que apresenta IRpA e evolui com necessidade de intubação orotraqueal (IOT) possui um fator independente de má evolução e mortalidade. Com a IOT, os mecanismos fisiológicos de defesa das vias aéreas superiores – a tosse e a deglutição – ficam inibidos. Pela necessidade de sedação e suporte ventilatório invasivo, há alteração da mecânica pulmonar e da função respiratória, podendo, também, afetar outros órgãos, o que aumenta a morbimortalidade.[9,10]

A ventilação mecânica com pressão positiva (VM) aumenta a pressão intratorácica média, reduzindo o retorno venoso, a pré-carga ventricular direita e aumentando a resistência vascular pulmonar. Isso diminui o débito cardíaco, principalmente nos pacientes hipovolêmicos. Ainda, pode ocorrer alteração do fluxo sanguíneo cerebral, em razão da diminuição do retorno venoso do território cerebral e consequente aumento da pressão intracraniana.[1,8]

Outras complicações que podem ocorrer após a IOT são atelectasia, barotrauma, lesões traqueais e de lábio, fístulas, pneumonia associada à VM e outras infecções como a sinusite. A pneumonia associada à VM pode ser desencadeada pela alteração do mecanismo da tosse e do transporte mucociliar e pela aspiração de secreções contaminadas acumuladas acima do *cuff*.[2]

A VM é um fator independente para a maior mortalidade de pacientes com câncer. Ainda pode prolongar o tempo de internação em UTI e hospitalar, além de necessitar de tempo adicional para tratamento de possíveis complicações.[2]

A ventilação mecânica não invasiva com pressão positiva (VNI) é outro recurso que pode ser utilizado para o tratamento da IRpA. Na VNI, o ventilador envia gás pressurizado aos pulmões, aumentando a pressão transpulmonar e o volume corrente; a expiração ocorre pelo recolhimento elástico do sistema respiratório. Ainda, preserva os mecanismos de defesa das vias aéreas superiores e a deglutição.[2,8,11,12]

Essa forma de suporte ventilatório pode diminuir a necessidade de IOT, o tempo de ventilação mecânica e a permanência na UTI, o índice de complicações infecciosas e a mortalidade (quando comparada com a ventilação invasiva), e os custos no tratamento dos pacientes com IRpA.[2,12,13]

A VNI pode ser benéfica aos pacientes com câncer que evoluem com IRpA, principalmente nos casos de neutropenia severa, em razão do menor risco de infecções oportunistas.[2,12,13] No entanto, a falência da VNI e o retardo na intubação estão associados à maior mortalidade em pacientes com IRpA e câncer.[2,7,11,14]

As principais contraindicações do uso da VNI são: rebaixamento do nível de consciência, sonolência, agitação psicomotora; instabilidade hemodinâmica com necessidade de vasopressor, choque e/ou arritmias severos; obstrução das vias aéreas superiores e/ou traumas de face; distensão abdominal, náusea e vômito; sangramento digestivo ativo; infarto agudo do miocárdio; pós-operatório recente de cirurgias de face, vias aéreas superiores e/ou esôfago.[12,15]

Os preditores de falência da VNI para os pacientes imunocomprometidos são: pacientes críticos com escores de gravidade elevados, frequência respiratória elevada após a adaptação da VNI, atraso no início da VNI após o começo dos sintomas respiratórios, necessidades de uso de vasopressores com persistência de instabilidade hemodinâmica, necessidade de diálise, presença de lesão pulmonar aguda ou síndrome do desconforto respiratório agudo (SDRA) e falta de cooperação do paciente.[5,16]

Permanece incerto se a má evolução do paciente que apresenta falência na VNI está relacionada com a gravidade da doença aguda ou se é resultado de um malefício decorrente do atraso na intubação orotraqueal.[17] Nos pacientes submetidos ao transplante de células-tronco hematopoiéticas (TCTH), a progressão de infecções do trato respiratório superior para trato respiratório inferior pode variar de 40 a 60%. A infecção do trato respiratório inferior é um fator de diminuição da sobrevida global dos pacientes.[17,18]

A imunodepressão é potencialmente capaz de criar condições para o surgimento de complicações de quadros clínicos que, normalmente, são leves em indivíduos imunocompetentes. As complicações pulmonares são causas importantes de morbidade e mortalidade após o TCTH e ocorrem em aproximadamente 30 a 60% dos casos.[19,20]

A VNI mostrou-se útil em reverter a insuficiência respiratória em pacientes selecionados, ou pelo menos em trazer conforto para pacientes hipoxêmicos que, a princípio, recusam a intubação endotraqueal.[21]

ASPIRAÇÃO NASOTRAQUEAL

A aspiração nasotraqueal é um recurso invasivo que visa a remover secreções traqueobrônquicas e a viabilizar a ventilação pulmonar.[22,23] Acredita-se que a retenção de secreções favoreça a proliferação de bactérias responsáveis pela infecção broncopulmonar que, consequentemente, pode desencadear insuficiência respiratória. O excesso de secreções bloqueia a ação ciliar e interfere na relação ventilação-perfusão, que resulta em hipoxemia e hipercapnia. Para combater a obstrução das vias aéreas decorrente desse processo, recomenda-se o método de aspiração nasotraqueal como tratamento preventivo, eficaz e essencial na terapia de higiene brônquica.[23]

Esta é uma técnica que auxilia a remoção das secreções traqueobrônquicas, melhorando a eficiência da ventilação pulmonar e facilitando as trocas gasosas. Ainda, é um procedimento que diminui os danos à atividade mucociliar, o aparecimento de atelectasias e o risco do desenvolvimento de infecções pulmonares decorrentes do acúmulo de secreção.[23,24] Está indicada para todos os pacientes em respiração espontânea que apresentem alteração nos reflexos de tosse e de proteção das vias aéreas, suspeita de aspiração do conteúdo gástrico, aumento do frêmito torácico, aumento do trabalho respiratório ou alteração do padrão ventilatório.[24] Por se tratar de um método invasivo, tem fundamental importância em prevenir infecções e traumas durante a realização do procedimento.[23] Em razão dos fatores desencadeantes do acúmulo das secreções, dos fatores fisiopatológicos da doença oncológica de base e/ou como consequência do tratamento antineoplásico, a resposta inflamatória sistêmica exacerbada deixa a mucosa respiratória mais friável e suscetível a lesões. Os distúrbios de coagulabilidade presentes nesses pacientes aumentam a probabilidade de sangramentos.[24]

Por causa da diminuição da imunidade nesses pacientes e do maior risco de desenvolvimento de infecções respiratórias, a adoção de medidas de precaução diferenciadas no atendimento ao paciente oncológico e onco-hematológico é necessária. Assim, coagulopatias, distúrbios hemorrágicos e/ou obstruções por lesões tumorais tornam-se contraindicações relativas. Nessas situações, a equipe multiprofissional deve avaliar o custo-benefício do procedimento, em razão do risco de sangramento nas vias respiratórias superiores.[24]

A aspiração nasotraqueal consiste na introdução de uma sonda maleável através das narinas, adentrando na cavidade nasal, seguindo pelo meato inferior até as coanas. A partir da orofaringe, a sonda se dirige até a laringe e, em seguida, para a traqueia.[22]

A aspiração nasotraqueal é um procedimento relativamente fácil e seguro de ser realizado. Entretanto, alguns cuidados devem ser tomados, pois, durante o procedimento, pode-se provocar a estimulação do nervo vago, que pode resultar em broncospasmos e alterações hemodinâmicas, como arritmia.[23] Durante o procedimento, pode haver obstrução temporária do fluxo aéreo, proporcionando um decréscimo significativo na oxigenação arterial.[23]

A realização da aspiração não deve ser sistemática, mas baseada na necessidade individual. A avaliação de ruídos pulmonares, agitação do paciente, alteração da oximetria e mudanças do padrão respiratório podem ser indicativos de acúmulo de secreção.[22,25] O uso de sedação tópica na sonda, pré-oxigenação e preparo profissional minimizam essas ocorrências.[25,26]

REFERÊNCIAS BIBLIOGRÁFICAS

1. Barreto LM, Torga JP, Coelho SV, Nobre V. Principais características observadas em pacientes com doenças hematológicas admitidos em unidade de terapia intensiva de um hospital universitário. *Rev Bras Ter Intensiva* 2015;27(3):212-9.
2. Nava S, Cuomo AN. Acute respiratory failure in the cancer patient: the role of non-invasive mechanical ventilation. *Cri Rev Oncol Hematol* 2004;51:91-103.
3. Gristina GR, Antonelli M, Conti G, Ciarlone A, Rogante S, Rossi C et al. Non invasive versus invasive ventilation for acute respiratory failure in patients with hematological malignancies: A 5-year multicenter observation survey. *Crit Care Med* 2011;39(10):2232-9.

CAPÍTULO 15 ▪ COMPLICAÇÕES RESPIRATÓRIAS 101

4. Mokart D, Lambert J, Schenell D, Fouche L et al. Delayed intensive care unit admission is associated with increase mortality in patients with acute respiratory failure. *Leuk & Linf* 2012; early on-line 1-6.
5. Lecuyer L, Chevret S, Thiery G, Darmon M, Schlemmer B, Azoulay E et al. The ICU trial: a new admission policy for cancer patients requiring mechanical ventilation. *Crit Care Med* 2007;35(3):808-14.
6. Taccone FS, Artigas AA, Sprung CL, Moreno R, Sakr Y, Vincent JL. Characteristics and outcomes of cancer patients in European ICUs. *Crit Care* 2009;13(1):R15. Azoulay ICU trial.
7. Azoulay E, Mokart D, Lambert J, Lemiale V, Rabbat A, Kouatchet A et al. Diagnostic strategy for hematology and oncology patients with acute respiratory failure: randomized controlled trial. *Am J Crit Care Med* 2010;182:1038-46.
8. Azoulay E, Thiéry G, Chevret S, Moreau D, Darmon M et al. The prognosis of acute respiratory failure in critically ill cancer patients. *Medicine* 2004;83(6):360-70.
9. Jerre G, Silva TJ, Beraldo BA, Gastaldi A, Kndo C et al. Fisioterapia no paciente sob ventilação mecânica. *J Bras Pneumol* 2007;33.
10. Park SY, Lim SY, Um SW, Kon WJ et al. Outcome and predictors of mortality in patients requiring invasive mechanical ventilation due to acute respiratory failure while undergoing ambulatory chemotherapay for solid cancers. *Supp Car Cancer* 2013. Published online: 12 january 2013.
11. Price KJ, Cardenas-Turanzas M, Lin H, Nigan R, Nates JL et al. Prognostic indicators of mortality of mechanically ventilated patients with acute leukemia in a comprehensive cancer center. *Minerva Anestesiol* 2012 Oct. 02.
12. Schettino GP, Reis MAS, Galas F, Park M, Franca S, Okamoto V et al. III Consenso Brasileiro de Ventilação Mecância: Ventilação mecânica não invasiva com pressão positiva. *J Bras Penumol* 2007;33(supl 2):S92-S105.
13. Nava S, Navalesi P, Carlucci A. Non-invasive ventilation. *Minerva Anestesiol* 2009;75(1-2):31-5.
14. Hilbert G, Gruson D, Vargas F, Valentino R, Gbikpi-Benissan G, Dupon M et al. Noninvasive ventilation in immunosuppressed patients with pulmonary infiltrates, fever, and acute respiratory failure. *N Engl J Med* 2001;344(7):481-7.
15. Brochard L, Mancebo J, Elliot MW. Noninvasive ventilation for acute respiratoy failure. *Eur Respir J* 2002;19:712-21.
16. Marik PE. Noninvasive positive-pressure ventilation in patients with malignancy. *Am J Hospice & Palliative Med* 2007;24(5):417-21.
17. Soares M, Caruso P, Silva E, Teles JM, Lobo SM, Friedman G et al. Characteristics and outcomes of patients with cancer requiring admission to intensive care units: a prospective multicentestudy. *Crit Care Med* 2010;38(1):9-15.
18. Piazera FZ, Fortier SC, Morando J. Análise retrospectiva dos pacientes infectados por RSV na unidade de transplante de medula óssea. *Rev Bras Hematol Hemoterap* 2009;31(6):401-2.
19. Cintra OAL, Arruda E. Infecções respiratórias virais em pacientes imunodeprimidos. *Medicina* (Ribeirão Preto) 1999;32:129-37.
20. Mancuzo EV, Rezende NA. Testes de função pulmonar e mortalidade após o transplante de células-tronco hematopoiéticas. *J Bras Pneumol* 2011;37(5):598-606.

21. Soares M, Caruso P, Silva E, Teles JM, Lobo SM, Friedman G et al. Characteristics and outcomes of patients with cancer requiring admission to intensive care units: a prospective multicentestudy. *Crit Care Med* 2010;38(1):9-15.
22. Torres VBL, Soares M. Pacientes com neoplasias hematológicas internados nas unidades de terapia intensiva: novos desafios para o intensivista. *Rev Bras Ter Intensiva* 2015;27(3):193-5.
23. Costa RP. Técnicas e recursos para remoção de secreção traqueal. In: Sarmento GJV. *Fisioterapia respiratória no paciente crítico.* Barueri: Manole; 2005.
24. Maziero RI, José A. A aspiração nasotraqueal e suas possíveis intercorrências durante o procedimento em adultos. *Con Scientiae Saúde* [en linea] 2006. Disponível em: http://www.redalyc.org/articulo.oa?id=92900510.
25. Catellino AN, Tavares AC, Silva Jr AFP et al. Aspiração traqueal. In: Brito CMM, Bazan M, Pinto CA et al. *Manual de Reabilitação em Oncologia do ICESP.* Barueri: Manole; 2014.
26. Marcucci FCI. O papel da fisioterapia nos cuidados paliativos a pacientes com câncer. *Rev Bras Cancerol* 2005;51(1):67-77.

CUIDADOS PALIATIVOS

CAPÍTULO 16

Helenayra Gizelle Peixoto Muniz dos Santos

Segundo a Organização Mundial da Saúde (OMS), em conceito atualizado em 2002, "cuidados paliativos consistem na assistência promovida por uma equipe multidisciplinar, que objetiva a do paciente e de seus familiares diante de uma doença que ameace a vida, por meio da prevenção e do alívio do sofrimento, por meio de identificação precoce, avaliação impecável e tratamento de dor e demais sintomas físicos, sociais, psicológicos e espirituais".[1]

A doença terminal se caracteriza por algumas situações clínicas precisamente definidas, que podem se relacionar da seguinte forma: presença de uma doença em fase avançada, progressiva e incurável; falta de possibilidades razoáveis de resposta ao tratamento específico; presença de numerosas morbidades com ou sem sintomas intensos e multifatoriais; grande impacto emocional (no paciente e familiar) relacionado com a presença ou a possibilidade incontestável de morte; e prognóstico de vida inferior a 6 meses.[2]

O conceito de cuidados paliativos teve origem no movimento *hospice* (hospitalidade), originado por Cecily Saunders e seu colega, em 1950, disseminando pelo mundo uma nova filosofia, equipes de saúde especializadas no controle da dor e no alívio dos sintomas.[3]

A ideia de uma abordagem multidisciplinar é muito importante para os cuidados paliativos, porque implica demonstrar que nenhuma pessoa tem todas as respostas corretas para o enfrentamento de uma determinada situação, o que faz destacar a importância do trabalho coletivo, permitindo, assim, a sinergia de habilidades para assegurar o melhor cuidado, bem como um olhar para os problemas do paciente ou família, não somente sob uma única perspectiva.[4]

Nesse sentido, a fisioterapia possui um conjunto de recursos terapêuticos que complementam os cuidados paliativos, tanto na melhora da sintomatologia quanto da qualidade vida.[2]

O paciente nessa fase da doença comumente é frágil e as suas funções vão declinando até não mais se recuperarem. O estado de fragilidade o leva à incapacidade para realizar as atividades importantes da vida e as tarefas habituais do dia a dia, o que prejudica a sua qualidade de vida.[5]

A avaliação do paciente, realizada pelo fisioterapeuta, é abrangente e observa sinais e sintomas como dor, linfedema, dispneia, fadiga, alterações neurológicas etc. Atenta-se para que fatores importantes não passem despercebidos e para as limitações funcionais que influenciam na tomada de decisão. Ele ouve as queixas e as necessidades do paciente, discute o caso clínico com a equipe multidisciplinar e desenvolve o plano terapêutico, esclarecendo as ações a serem desenvolvidas pela família.[5]

A fisioterapia possui um arsenal de técnicas que complementam os cuidados paliativos, tanto na melhora da sintomatologia quanto na qualidade devida. Entre as principais indicações, estão dor, sintomas psicofísicos, complicações osteomioarticulares, complicações linfáticas, atuação na fadiga, melhora da função pulmonar, alterações neurológicas e úlceras por pressão.

DOR

A dor é o sintoma dominante em pacientes com neoplasia; atinge 50% no curso da doença, podendo estar presente em até 90% nas fases avançadas.[6] Seu alívio tem relevante importância dentro dos cuidados paliativos, na tentativa de promover bem-estar e conforto ao paciente. A dor é um sintoma multifatorial (Fig. 16-1), que necessita, como dito anteriormente, de uma abordagem multidisciplinar.[7,8]

Entre os recursos fisioterapêuticos, a estimulação elétrica transcutânea (TENS) apresenta comprovada eficácia no alívio da dor, porém, com variável efeito entre os pacientes. Sua indicação tem como principais benefícios os resultados rápidos, ser não invasivo e de fácil aplicação, que pode ser utilizado em todas faixas etárias, com possibilidades de induzir analgesia prolongada, além de não provocar efeitos colaterais, poucas contraindicações e baixo custo.[7,8] Outros recursos que podem auxiliar no tratamento da dor oncológica são terapias manuais, exercícios de alongamento e crioterapia. Contudo, atualmente, nenhum dos recursos citados pode tratar a dor oncológica de maneira

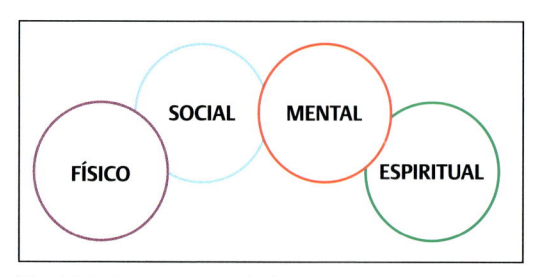

Fig. 16-1. Componentes da dor.

isolada. Eles necessitam estar associados ao tratamento medicamentoso, e o uso dos opioides, assim como seus efeitos colaterais, pode ser diminuído significativamente quando realizado em conjunto com medidas não farmacológicas, como o TENS.

LINFEDEMA

O linfedema pode ser definido como acúmulo anormal de líquido rico em proteínas no espaço intersticial decorrente da drenagem linfática deficiente. Pode ser causado pelo bloqueio dos ductos linfáticos ou linfonodos por um tumor maligno ou suas metástases, levando a um desequilíbrio no sistema venolinfático.[8] O diagnóstico é clínico, pela anamnese e pelo exame físico com a medida da perimetria dos membros envolvidos e contralaterais (o acometimento unilateral de membro superior ou inferior é mais frequente).[8]

Quando não tratado, traz repercussões para o indivíduo como a diminuição da amplitude de movimento e da função do membro, infecções, assimetria corporal, alterações posturais, prejuízo na locomoção e nas atividades de vida diária (AVD), entre outras.[9]

A fisioterapia tem um papel ímpar no tratamento do linfedema por técnicas bem descritas e aceitas na literatura científica. A Terapia Física Complexa (TFC), ou linfoterapia, inclui um conjunto de técnicas: cuidados com a pele, drenagem linfática manual (DLM), contenção na forma de enfaixamento ou por luva/meia/veste compressiva, cinesioterapia específica e precauções com as atividades de vida diária.[9,10]

DISPNEIA

A palavra dispneia origina-se das raízes gregas *dys* e *pnoia*, podendo ser traduzida, literalmente, como respiração ruim. Na literatura médica, a definição de dispneia tem variado entre diferentes autores, mas, geralmente, o termo diz respeito à experiência subjetiva de sensações respiratórias desconfortáveis.

Apesar de seu caráter subjetivo, algumas definições antigas misturam o verdadeiro sintoma com a presença de sinais físicos, como batimento de asas do nariz ou elevações da frequência respiratória. Entretanto, a observação de sinais indicadores de dificuldade respiratória não pode transmitir o que realmente um determinado indivíduo está sentindo.[11]

A queixa da dispneia ocorre em 70% dos pacientes com câncer e alguns estudos relatam que 90% dos pacientes em cuidados paliativos desenvolvem dispneia como principal sintoma, apresentando grande impacto na qualidade de vida.[12] O grau de dispneia pode não estar diretamente relacionado com a gravidade do quadro clínico, visto ser um sintoma subjetivo, dificilmente quantificável. Consiste em uma respiração difícil, desconfortável, angustiante, acompanhada de ansiedade e medo da morte. Avaliar sempre a causa base, tendo em vista que a respiração pode ser perturbada por fatores físicos, psicológicos ou ambientais.

Ocorre em aproximadamente 60 a 70% dos pacientes com câncer avançado.[13] A fisioterapia atua de forma ativa no manejo da dispneia, favorecendo a manutenção de vias aéreas pérvias e a ventilação adequada, o relaxamento dos músculos acessórios da respiração, e diminuindo o trabalho respiratório, quando possível.[13] Realiza-se uma avaliação fisioterapêutica criteriosa, levando em consideração, principalmente, o nível de consciência do paciente e a causa primária da dispneia.[13]

REFERÊNCIAS BIBLIOGRÁFICAS

1. World Health Organization (WHO). Palliative care: symptom management and end of life care, 2004. Disponível em: ww.who.in/3by5/publications/documents/en/generiopaliativecare082204.pdf.
2. Carvalho RM, Silverio GC. Qualidade de vida ao paciente terminal com câncer. In: 1º Prêmio de Oncologia Novartis-Saúde Brasil; 2006.
3. Melo ACG. Os cuidados paliativos no Brasil. *O Mundo da Saúde* 2003;27(1):58-63.
4. Mccoughlan MA. A necessidade de cuidados paliativos. *O Mundo da Saúde* 2003;27(1):6-14.
5. Souza B et al. *Manual de cuidados paliativos em pacientes com câncer;* 2009.
6. Pena R, Barbosa LA, Ishikawa NM. Estimulação elétrica transcutânea do nervo (TENS) na dor oncológica: revisão da literatura. *Rev Bras Cancerol* 2008;54(2):93-9.
7. Sampaio LR, Moura CV, Resende MA. Recursos fisioterapêuticos no controle da dor oncológica: revisão da literatura. *Rev Bras Cancerol* 2005;51(4):339-46.
8. Resende JMD. Fisioterapia nos cuidados paliativos: aspectos gerais [online]. (Acesso em setembro de 2016). Disponível em: HTTP//bvsms.saude.gov.br/bvs/publicações/inca/Fisioterapia nos cuidados paliativos.pdf.
9. Korpan MI, Crevenna R, Fialka-Moser V. Lymphedema: a therapeutic approach in the treatment and rehabilitation of cancer patients. *Am J Phys Med Rehabil* 2011;90(Suppl):S69YS75.
10. Andersen L, Horjris I, Erlandsen M, Ardersen J. Treatment of breast cancer related lymphedema with or without manual lymphatic drainage-a randomizes study. *Acta Oncol* 2000;39(3):339-405.
11. Martinez JABN, Pádua AI, Filho JT. Dispneia. *Medicina* (Ribeirão Preto) 2004;37:199-207.
12. Marcucci FOI. O papel da fisioterapia nos cuidados paliativos a pacientes com câncer. *Rev Bras Cancerol* 2005;51(1):67-77.
13. Dinaura C, Franco C, Pioker A. Grupo de trabalho em cuidados paliativos do Cremesp. Cuidado paliativo. São Paulo: Cremesp; 2008.

ÍNDICE REMISSIVO

Entradas acompanhadas por um **q** em negrito e por um *f* em itálico, referem-se a quadros e figuras, respectivamente.

A

Acupuntura, 48
   definição, 48
   eficácia, 48
   no controle de náuseas e vômitos, **38q**
   no tratamento da neuropatia
     periférica, 74
Adramicina
   no tratamento do linfoma
     de Hodgkin, **10q**
Ann Arbor
   Conferência de, 8
Antraciclina
   no tratamento de leucemias, 21
Arabinosil citosina
   no tratamento de leucemias, 21
Aromaterapia
   no controle de náuseas e vômitos, **39q**
Associação Brasileira de Cuidados
   Paliativos, 52
Atividades da Vida Diária (AVD), 89

B

Bleomicina
   no tratamento do linfoma
     de Hodgkin, **10q**
Breve Inventário de Dor, 44
Burkitt
   linfomas de, 12

C

Calor
   no tratamento da dor, 47
     objetivo, 47
Câncer
   apresentação clínica, 4
   avanços técnico-científicos, 5
   definição, 3
   diagnóstico, 5
   estimativa para o Brasil, 3
   fisioterapia no, 5
   incidência no Brasil, 4
   manifestações, 3
   órgãos mais atingidos, 3
   tratamento, 5
Cicloergômetro, 88
Ciclofosfamida
   no tratamento do linfoma
     de Hodgkin, **10q**
Cisplatina
   no tratamento do linfoma
     de Hodgkin, **10q**
Citopenia, 65
   causa, 65
   condutas indicadas, 66
   definição, 65
   ocorrência, 65
   papel do fisioterapeuta, 65
   reabilitação respiratória, 66

Complicações respiratórias, 97
  nos tratamentos antineoplásicos, 97
  aspiração nasotraqueal, 99, 100
  definição, 97
  imunodepressão, 99
  ocorrência, 97
  ventilação mecânica
    com pressão positiva, 98
    não invasiva, 98
      com pressão positiva, 98
Compressão medular
  síndrome da, 31
Conferência de Ann Arbor, 8
Conselho Brasileiro de Fadiga, 51
Conselho Federal de Fisioterapia e
  Terapia Ocupacional (COFFITO), 5
Corticoides
  efeitos do uso crônico de, 77
    alterações da responsividade
      insulínica, 77
    perda de massa óssea, 77
Crioterapia, 47
Cuidados paliativos, 103
  abordagem multidiciplinar, 103
  conceito de, 103
  dispneia, 105
  dor, 104
  linfedema, 105

D

Dacarbozina
  no tratamento do linfoma
    de Hodgkin, **10q**
Dexametasona
  no tratamento de leucemias, 21
Dispneia, 105
  definição, 105
  fisioterapia, 106
  ocorrência, 106
  sinais e sintomas, 105
Doença do enxerto contra hospedeiro, 93
  associação, 95
  estadiamento, 95
  graduação, 95
  incidência, 93
  manifestações clínicas, 94
  na população adulta, 94
  ocorrência, 94
  tipos, 94

Dor, 104
  componentes da, 104
  definição, 104
  recursos fisioterapêuticos na, 104
  tratamento, 105
Dor oncológica, 43
  causas da, 43, **44q**
  controle da, 43
  definição, 43
  fatores preditores, 43
  no paciente com câncer, 43
  prevalência, 43
  TENS, 45
  tipos, duração e efeito, **46q**
  tratamento, 43, 45
    acupuntura, 48
    calor, 47
    crioterapia, 47
    exercícios, 48
    massoterapia, 46

E

Eletroacupuntura
  no controle de náuseas e vômitos, **38q**
Eletroneuromiografia
  exame de, 73
Endurance
  treinamento de, 87
Escala Análoga Visual de Fadiga, 52
Escala de Mirels, 29
Escala de Piper, 55
Escala Numérica de Fadiga, *54f*
Etoposídeo
  no tratamento do linfoma
    de Hodgkin, **10q**
Exercícios
  no tratamento da dor, 48
    aliado à massagem, 48

F

Fadiga, 51
  Conselho Brasileiro de, 51
  definição, 51
  diagnóstico e avaliação, 52, *53f*
    Escala Análoga Visual de Fadiga, 52
    perguntas para o, *53f*
    pictograma de Mota, 52, *54f*
  ocorrência, 51

prevalência, 51
relacionada com o câncer, 51
   causa, 51
   e fisioterapia, 58
tratamento, 59
Fisioterapia
   fadiga relacionada com o câncer e, 58
   motora
      e leucemia, 19
      no linfoma, 15
      no mieloma múltiplo, 32
   respiratória
      e leucemias, 20
Fratura
   patológica, 28
   risco de, 29

G
Globulina antitimocítica, 94

H
Hipnose
   no controle de náuseas e vômitos, **38q**
Hodgkin
   linfoma de, 7
      apresentação clínica, 8
      classificação, 7
         segundo a OMS, **8q**
      definição, 7
      diagnóstico, 8
      estadiamento, 8
      fatores prognósticos, 8, **9q**
      tratamento, 10
         medicamentos usados no, **10q**

I
Imobilismo
   síndrome do, 63
Índice de Prognóstico Internacional, **13q**
Instituto Nacional de Câncer, 4
Inventário Breve de Fadiga, 52

L
Leucemia, 17
   definição, 17
   diagnóstico, 18
   etiopatogenia, 17
   fatores etiológicos, **18q**

sintomas, 18
tratamento, 19
   fisioterapia motora, 19
   fisioterapia respiratória, 20
Linfedema, 105
   causas, 105
   definição, 105
   diagnóstico, 105
   sintomas, 105
   tratamento, 105
      fisioterapia, 105
Linfoma, 7
   classificação, 7
      agressivos, 12
      indolentes,
      muito agressivos, 12
   definição, 7
   de Hodgkin, 7
   fisioterapia no, 1511
   não Hodgkin, 10
   taxas de incidência, 7

M
Massoterapia
   no tratamento da dor, 47
      benefícios, 47
      tipos de, 47
Mecloretamina
   no tratamento do linfoma
      de Hodgkin, **10q**
Metástase óssea
   guidelines para, **30q**
Mieloma múltiplo, 25
   acometimento, 25
   comprometimento ósseo, 26
   considerações finais, 33
   definição, 25
   diagnóstico por imagem, 27
   estadiamento, 25
   fisioterapia no, 32
   fratura patológica, 28
      escala de Mirels, **29q**
      risco de, 29
   manifestações clínicas, 25
   síndrome da compressão
      medular, 31
   tratamento, 25
      ortopédico, 27

Mirels
　escala de, 29
Mostarda nitrogenada
　no tratamento do linfoma
　　de Hodgkin, **10q**
Mota
　pictograma de, 52

N

Não Hodgkin
　linfoma, 10
　　apresentação clínica, 12
　　classificação, 11
　　definição, 10
　　estadiamento, 12
　　etiologia, 10
　　fatores de risco, **11q**
　　fisioterapia no, 15
　　índice de prognóstico
　　　internacional, **13q**
　　tratamento, 13
　　　critérios de resposta, 15
　　　profilaxia do sistema nervoso
　　　　central, 13
　　　resposta clínica ao, **14q**
Náuseas e vômitos, 37
　definição, 37
　e quimioterapia, 38
　estratégias de controle para, **38q**
　fases, 37
　fatores etiológicos, 37
　fisioterapia, 39
Neoplasias hematológicas, 17
Neuropatia periférica
　induzida por quimioterapia, 73
　　definição, 73
　　exame para avaliação, 73
　　incidência, 73
　　prevenção, 74
　　sintomas, 73
　　tratamento, 74
　　　com exercícios, 74
　　　medicamentoso, 74
Neutropenia febril, 69
　abordagem fisioterapêutica na, 70
　causa, 69
　classificação, 69
　　critérios estabelecidos para, 69, **70q**
　　de baixo risco, 70
　definição, 69

O

Organização Mundial da Saúde
　(OMS), 7, 103
　classificação do linfoma de Hodgkin
　　segundo a, **8q**

P

Pictograma de Mota, 52, *54f*
Piper
　escala de, 55
Platina
　derivados da, 73
Prednisona
　no tratamento do linfoma
　　de Hodgkin, **10q**
Procarbazina
　no tratamento do linfoma
　　de Hodgkin, **10q**

Q

Questionário de Neurotoxicidade
　Induzida por Antineoplásicos
　(QNIA), 73
Questionário DN4, 44
Quimioterapia
　neuropatia periférica induzida por, 73

R

Revised European American Lymphoma
Classification (REAL), 7

S

Semmes-Weistein
　monofilamentos de, 73
Síndrome da compressão medular, 31
　definição, 31
　ocorrência, 31
　radiografia na, 31
　tratamento, 31
Síndrome de Wiskoot-Aldrich, 11
Síndrome do imobilismo, 63
　acometimento, 63
　cinesioterapia, 64
　complicações, 64
　fisioterapia, 64

quimioterapia e radioterapia e a, 64
sinais e sintomas, 63

T
Talidomida, 73
Taxanos, 73
TENS
   no tratamento da dor oncológica, 45
      duração, **46q**
      efeito, **46q**
      tipos, 45, **46q**
Transplante
   de células-tronco
      hematopoiéticas, 81
      atuação do fisioterapeuta, 84
      avaliação do paciente, 84
         instrumentos de, **86q**
      benefícios terapêuticos, 83
      efeitos colaterais, 83
      finalidade, 82
      indicações, **81q**
      objetivo, 82
      planejamento da alta, 89
      planejamento do tratamento, 86
      retirada, 82

tratamento
   fisioterapêutico, 87
treinamento
   modalidades de, 87
      outras, 89
      programa de exercícios, 87
      treinamento de *endurance*, 87
      treinamento de força de
         membros, 88

U
Úrico
   ácido, 12

V
Ventilação mecânica invasiva (VMI), 21
Vimblastina
   no tratamento do linfoma
      de Hodgkin, **10q**
Vincristina
   no tratamento do linfoma
      de Hodgkin, **10q**

W
Walking exercise program (WEP), 88
Wiskott-Aldrich
   síndrome de, 11